实用临床麻醉学

方 强 王 磊 主编

天津出版传媒集团

天津科学技术出版社

图书在版编目(CIP)数据

实用临床麻醉学 / 方强，王磊主编. —— 天津 ：天津科学技术出版社，2023.6

ISBN 978－7－5742－1279－4

Ⅰ. ①实… Ⅱ. ①方… ②王… Ⅲ. ①麻醉学 Ⅳ. ①R614

中国国家版本馆 CIP 数据核字（2023）第 099753 号

实用临床麻醉学

SHIYONG LINCHUANG MAZUI XUE

责任编辑：李　彬

责任印制：兰　毅

出　　版：天津出版传媒集团
　　　　　天津科学技术出版社

地　　址：天津市西康路 35 号

邮　　编：300051

电　　话：(022)23332377

网　　址：www.tjkjcbs.com.cn

发　　行：新华书店经销

印　　刷：济南新广达图文快印有限公司

开本 787×1092　1/16　印张 23.25　字数 400 000

2023 年 6 月第 1 版第 1 次印刷

定价：70.00 元

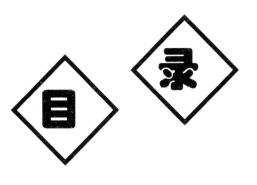

第一章　麻醉学的发展史

在人类历史发展的长河中，发现能安全缓解疼痛的方法(麻醉)还是相对近代的事情。现代麻醉学的历史不过 170 余年，是医学领域中一个新兴的学科。这门学科是伴随着医学和科学技术的发展，以及临床工作的需要，在集中了基础医学、临床医学以及其他学科有关理论的基础上，应用近代科学技术成果临床而建立起来的，目前已成为临床医学的重要组成部分。而中国麻醉学科的建立是在中华人民共和国成立以后的事情。经过 60 余年我国麻醉工作者几代人不懈的努力，麻醉学科现已有了很大的发展不仅拓宽了麻醉工作的范畴和领域，加强了各级医院的麻醉科室建设，也培养了大批的麻醉专业人才，使专业队伍日益扩大，业务水平不断提高，取得了很大成绩。今后麻醉工作者将更好地发扬救死扶伤精神，做好各项麻醉工作，不仅要继承和发扬麻醉先辈开创的事业，更要培养一代新人，在临床上做出优异成绩，以促进我国麻醉学科的现代化，同时推动医学其他学科的发展，并随着世界麻醉科学技术的发展潮流共同前进。

第一节　麻醉学的基本概念及发展

一、麻醉的基本概念

麻醉的含义是指用药物或其他方法使患者整体或局部暂时失去感觉，以达到无痛的目的，从而能为进一步的手术或其他治疗创造条件。麻醉学(àne 拙 esi,ology)则是运用有关麻醉的基础理论、临床知识和技术以消除患者的手术疼痛，保证患者安全，为手术创造良好条件的一门科学。医学是在人类与疾病作斗争的长期过程中形成的。以后又衍化出临床医学，内、外、妇产等分支学科。尽管经历了漫长的历史才出现"麻醉"的概念，但在人类遭遇各种伤害和手术引起的疼痛时，人们一直在寻找解决疼痛的方法。"麻醉"(anesthesia,希腊文 narcosìs)一词源于 OliverWendellHolmes (1809－1894)在 1846 年 11 月 21 日写给 WilliamT.，G.Morton(一位波士顿的牙科医师，1846 年10 月 16 日在美国麻省总医院首次向公众成功演示了乙醚麻醉下的外科手术)的私人信件中的提议。希腊语中 m 是"没有"的意思，es 也 esia 是"知觉"的意思。Holmes 也提出了其他几个词(如antineurotic，aneurÌc.，neuroleptic，neurolepsia 和 neurostasÏs)，但因乙醚引起的改变是属于生理性的，而其他那些词因过于"解剖化"而最终未被采用。

二、麻醉概念的发展

麻醉和麻醉学的范畴是在近代医学发展过程中逐渐形成的，并且仍在不断地更新变化。随着外科手术及麻醉学的发展，麻醉已远远超过单纯解决手术止痛的早期目的，工作范围也不再局限于手术室，因而现代麻醉和麻醉学的概念有了更广的含义。它不仅包括麻醉与镇痛，而且涉及麻醉前后整个圈子术期的准备与治疗、监测手术麻醉时重要生理功能的变化、调控和维持机体内环境的稳态以及为手术提供良好的条件，为患者安全度过手术和术后顺利康复提供保障；一旦遇有手术或麻醉发生意外时，能及时采取有效的紧急措施抢救患者。此外，麻醉学科还承担危重患者的复苏急救、呼吸疗法、休克救治、疼痛治疗等。麻醉工作者的足迹现已涉及整个医院甚至其他场所。现代麻醉学，又分为临床麻醉学、复苏与重症监测治疗学及疼痛诊疗学等，成为一门研究麻醉镇痛、急救复苏及危重症医学，特别是围手术期医学的综合性学科。它既包含有基础医学各学科中有关麻醉的基础理论也需要从业者有广泛的临床知识和熟练的操作技能。麻醉工作者通过医疗、教学和科研工作，正在不断地提高临床麻醉工作的质量和充实麻醉学科的内涵。

三、麻醉发展的三个阶段

（一）古代麻醉发展阶段

一麻醉的发现与萌芽从史前时期开始，在人类进化的过程中，在人类与自然界特别是与其他物种竞争、搏斗以求生存发展的过程中，逐渐积累了原始的医学概念。此后，古代医学的发展经历了悠久的岁月对麻醉的认识也从盲目无知、依靠巫神到有目的的寻找探索，一直到18世纪中叶出现了化学麻醉药才进入近代麻醉阶段。这一阶段的特点是人类在遭受到伤病及手术所产生的痛苦后，逐步寻找解除病痛的方法。中国传统医学的结晶——中医的发展历程，即充分的体现了这一点。从针石压脉，到"神农尝百草"，再到后来的"麻沸散"，《本草纲目》中提及的多种药物都含有麻沸〈即"康沸"，乃扰乱之义，言如康粥之沸于鼎，见辞通和镇痛的元素。其间还出现过应用鸦片、大麻、曼陀罗等草药镇痛等方法主要是阿拉伯国家、印度等。但从麻醉的概念来看，不论其麻醉效果和安全性均与现代麻醉应用的药物和方法存在较大距离，尚处在蒙昧或萌芽状态。

（二）近代麻醉发展阶段

一临床麻醉学的形成从18世纪中叶开始，乙醚等全身麻醉成功地应用于外科手术，是为近代麻醉学的开端。这一阶段的特点是许多医学家、化学家乃至医学生等为麻醉药的发现和临床应用做出了贡献。同时使麻醉方法和药物在临床上的应用日益多样化。针对麻醉手术过程中的问题，也从单纯的镇痛发展到麻醉期间及麻醉前后比较全面的处理，直到20世纪30—40年代，积累了丰富的临床经验，产生了较多的专职麻醉医师，才逐步形成了临床麻醉学。

（三）现代麻醉学的发展阶段

进入20世纪50年代，在临床麻醉学发展的基础上，麻醉的工作范围与领域进一步扩展警麻醉学的基础理论和专业知识不断充实，麻醉操作技术也不断改进和完善，麻醉学科和专业进一步发展壮大，从而迈进了现代麻醉学的发展第三阶段。这一阶段的特点表现在出现了大量麻醉专业的人员；由于麻醉工作的范围与领域的扩展暨麻醉学又分支出很多亚学科，如危重症医学和疼痛医学。随着新理论、新知识、新技术的广泛积累和运用，都极大地促进了麻醉学的现代化，并推动了整个医学现代化的发展。

四、麻醉学科在临床医学中的重要作用

麻醉学科在临床医学中日益发挥着重要作用，不仅为外科（包括腹部、神经、整形、胸心、血管、泌尿、小儿等）、妇产科、耳鼻喉科、眼科、口腔科、微创介入等手术患者提供安全、无痛、肌松及避免不良反应和知晓、创造良好的手术条件以完成手术治疗；同时通过它所掌握的复苏急救知识和技术，对各临床科室患者，特别是危重症患者发生的循环、呼吸、肝肾等功能衰竭进行及时的处理，以至今日在加强医疗病房（intensivecareunit，ICU）的管理、疼痛诊疗门诊以及其他有关治疗诊断场合等方面，都日益发挥着重要作用。

五、麻醉学与其他学科的关系

麻醉学是一门基础医学与临床医学密切结合的学科,其主要特征是为医学临床各科开展创伤、侵入性治疗手段提供安全保障和便利条件;为接受各种检查、治疗的患者提供安全、舒适的服务;为濒危患者提供生命支持;是医学三大功能(救死、扶伤、疗病)中的主体学科之一。在基础医学方面,麻醉学以药理、生理、生化、病理生理学为基础。近年来麻醉学又与生物物理、分子生物、免疫、遗传、生物医学工程学等学科密切联系,进一步探讨和阐明疼痛与麻醉对机体的影响和机制。在临床医学方面,麻醉学主要在复苏和危重症医学方面研究机体死亡与复活的规律。通过临床实践,麻醉学又在不断验证和丰富诸如疼痛学说、麻醉药作用机制、麻醉对遗传的影响等基础理论。随着整个医学科学和麻醉学的发展,麻醉学与其他学科的关系将更加密切,相互促进,共同提高。

第二节　介入手术麻醉的方式与操作规范

一、介入手术麻醉方式

麻醉有三种方式,局部麻醉又分为表面麻醉,局部浸润麻醉,区域阻滞麻醉,神经阻滞麻醉。椎管内麻醉又分为蛛网膜下腔隙阻滞,硬膜外阻滞,腰硬联合阻滞麻醉。全身麻醉又分为吸入全身麻醉,静脉全身麻醉,静吸复合麻醉等等。

麻醉过程中要注射丙泊酚或咪唑安定,依托咪酯静脉缓慢注射至患者入睡,在给药注射前1～2分钟后,予芬太尼4—8微克每千克静脉注射,面罩人工辅助通气至患者循环稳定和心率较术前降低。要调节麻醉剂各项参数并持续人工控制呼吸,术中采用静脉方法维持麻醉,避免过量使用肌松药,但具体的麻醉方式还是要根据不同手术来确定。

二、介入手术麻醉操作规范

(一)麻醉前准备

1.查看病历,核对病人姓名和手术部位,了解病史和禁食情况。

2.检查麻醉机:①接好供氧源,检查氧气压力是否充足;②确认麻醉机工作状态是否正常;③检查钠石灰是否失效。

3.检查监护仪:将其置于能被观察到的位置。

4.药物:①麻醉诱导及维持药物;②急救药物:麻黄碱、阿托品、硝酸甘油(或其他降压药)。

5.插管用品:①喉镜光亮程度(强);②气管导管、管芯;③口咽通;④喉罩(困难气道时急救使用);⑤简易呼吸囊;⑥负压吸引机。

6.预先确定紧急救援时呼叫的上级麻醉医生,确认联系电话和途径。

(二)操作常规

1.面罩充分吸氧,并完成各项监测包括 ECG、BP、SpO_2 等。

2.麻醉实施流程

①丙泊酚或咪唑安定、依托咪酯静脉缓慢注射至患者入睡;

②尝试面罩人工辅助通气,确保患者可行有效辅助通气后予顺式阿曲库铵 0.1～0.2mg/kg 静脉注射;

③在前药注射约 1～2 分钟后予芬太尼 4－8μg/kg 静脉注射。

3.面罩人工辅助通气至患者循环稳定和心率较术前降低至<90bpm(快心率患者)或 70bpm(慢心率患者)。

4.快速轻柔地进行气管插管;明确插管深度后,固定气管导管。

5.调节麻醉机各项参数,并持续人工控制呼吸。

6.麻醉后完成 CVP 及 ABP 监测(如有需要)。

7.若本科 $ETCO_2$ 监测模块不足,建议考虑血气分析。

8.术中采用全凭静脉方法维持麻醉,避免过量使用肌松药物。

9.注意防护射线的同时确保精确有效地麻醉监测。

(三)特殊情况观察及处理

情况一:突然出现持续性低血压考虑:

①手术操作的影响

处理:通知外科医生停止相关操作,密切观察血压变化。

②排除手术因素,使用升压药效果不明显,可考虑造影剂过敏反应

处理:肾上腺素 0.3mg 皮下注射,甲泼尼龙 80mg(2 安瓿)静脉注射

③失血量大,血容量不足

处理:加快补充晶体和胶体,必要时补充血液制品。使用血管活性药物(如多巴胺等)维持。

④麻醉过深

处理:维持循环稳定;调整麻醉维持药物。

情况二:手术者要求在支架或栓塞线圈置入前适当降低血压

处理:给予适量亚宁定(或硝酸甘油等)。因介入手术患者多合并有高血压等病史,血压降低不应超过原水平的 30%(通常约 20%～30%左右)。

情况三:脑缺血期间需行控制性升压,通过侧枝血管短时间内增加缺血区的血供

处理:一般使收缩压比基础值升高 30%～40%。单次给予适量麻黄素静脉注射,但注意升压速度不宜过快;注意快心率易致动脉瘤或动静脉畸形处重新出血;可采用去甲肾上腺素:配制浓度 20mg/mL,每次注射 0.5mL 或 10mg/次

情况四:脉搏氧饱和度下降,但波形正常。

处理:术中应经常留意麻醉机工作是否正常,如发现麻醉机停止工作,应马上用简易呼吸囊接氧辅助呼吸,再排查故障。此外,还需检查气管导管有无扭曲脱落并及时调整。

(四)术后处理

1.切忌在走廊复苏和监护患者,必须将患者安全转送后再做接台手术。

2.待患者情况稳定,自主呼吸恢复良好,保护性反射恢复时,方可拔除气管导管。拔管时避免剧烈呛咳。

3.患者必须由麻醉医生和外科医生一起转送至 ICU 或 PACU,转运途中应有适当的连续监护,应配备监测仪、供氧设备、简易呼吸囊、静脉输液、复苏药物和设备。

5.麻醉后甚至镇静后常见低氧血症,而且难以识别,无论成人或小儿运转中均应吸氧。

6.如果患者出现烦躁,采用有效的对症处理方法。

(五)注意事项

尽量安排工作经验5年,并已接受正规培训的麻醉医师。

第二章　麻醉风险评估及术前麻醉准备

麻醉前病情估计与准备是保障患者安全的重要环节,通过麻醉前复习患者病史,分析实验室检查,访视患者、系统诊检,对患者全身情况和重要脏器生理功能做出充分估计,并尽可能纠正患者病理生理状态。同时取得患者的合作和信任,建立良好的医患关系,使患者在体格和精神上均处于可能达到的最佳状态,以增强患者对麻醉和手术的耐受能力,提高手术和麻醉安全性,减少麻醉中不良事件及麻醉后的并发症。

第一节　麻醉前访视与检查

一、内容

1.了解患者的精神状态,患者是否对手术和麻醉有紧张和恐惧心理,并判断患者的合作程度。

2.了解患者的麻醉史和手术史,麻醉中及麻醉后是否出现特殊情况,有无意外。对有麻醉史的患者应重点了解:①对麻醉药物的敏感性;②有无气管插管困难史;③围手术期有无麻醉意外,如恶性高热。

3.了解患者的体格及发育情况,有无贫血、脱水、发绀、发热、过度肥胖。小儿麻醉必须常规称体重。

4.了解患者疾病的症状、体征、治疗的近期变化,估计患者对手术的耐受能力以及是否处于可能达到的最佳的身体状态。

5.对患者进行全面的体格检查,了解各项生命体征(血压、心率、呼吸频率、血氧饱和度),判断围麻醉期保持呼吸道通畅的困难程度和心、肺、脑的功能。

6.了解近期所用药物种类和剂量,应对是否继续使用、停药的潜在反应、与麻醉药的相互作用等问题做出思考与决定。

7.检查术前准备是否充分,术前应完善相关检查,全面了解心、肺、肝、肾、脑等生命器官的功能状况。

8了解患者过敏史,术前做好预防,以防不良事件的发生。

9.了解患者是否对麻醉药物过敏或禁忌,围麻醉期用药所致的意外异常不良反应较为多见,应注意区别是变态反应还是药物反应。

10.术前患者病理生理状态纠正情况,是否达到满足手术的最佳状况。

二、复习病历

1.通过临床诊断、病史记录和治疗经过,初步了解对患者病情。

2.做出对患者重点询问和检查的计划。

3.了解与麻醉和重要脏器功能相关的检验项目是否完善。

三、访视和检查

1.了解患者的精神状态,告知患者有关麻醉、围手术期治疗以及疼痛处理的事项,以减轻患者的焦虑和促进恢复。

2.通过与患者的沟通,建立相互信任的关系。

3.了解患者平日的体力活动能力和重要脏器的代偿功能。

4.了解个人史、过去史、既往手术麻醉史及吸烟史。

5.观察患者的体型、张口度和脊柱曲度等,估计呼吸道管理、气管内插酱、血管和椎管穿刺难度。

6.判断围麻醉期保持呼吸道通畅的困难程度,心、肺、脑的功能,脊柱、四肢状况等。

7.测量血压,对疑有大动脉病变患者应测上下肢血压,了解其压差;测脉搏的节律及频率;观察呼吸的节律、频率及呼吸方式。

8.注意有无遗漏的重要病史及并存疾病(如急性呼吸道感染、哮喘、糖尿病、甲亢、冠心病和青光眼等)。

9.对有过敏史的患者详细询问其过敏原,过敏症状和对治疗药物的反应。

10.了解手术的部位、方式、时间长短及是否有特殊要求。

第二节　麻醉风险评估

根据麻醉前访视结果,将病史、体格检查和实验室检查资料与手术麻醉结合起来,进行综合分析,对患者的全身情况和麻醉手术耐受力做出比较全面的估计并运用美国麻醉医师协会(ASA)的分类方法进行分级。美国麻醉医师协会(ASA)于麻醉前根据患者体质状况和对手术危险性进行分类,共将患者分为六级。I、II级患者麻醉和手术耐受力良好,麻醉经过平稳。III级患者麻醉有一定危险,麻醉前准备要充分,对麻醉期间可能发生的并发症要采取有效措施,积极预防。IV级患者麻醉危险性极大,即使术前准备充分,围手术期死亡率仍很高。V级为濒死患者,麻醉和手术都异常危险,不宜行择期手术。

第三节　团麻醉前患者的准备

麻醉前一般准备工作包括以下几个方面:

一、精神状态准备

1.术前患者情绪激动或彻夜失眠可导致中枢神经或交感神经系统过度活动,削弱对麻醉和手术的耐受力,术中术后容易出现休克。

2.术前应尽可能解除患者思想顾虑和焦躁情绪,向患者解释清楚,鼓励、安慰患者,取得患者信任,争取合作。

3.过度紧张而不能自控的患者,手术前数日即开始服用适量的安定类药物,晚间给催眠药,手术日晨麻醉前再给适量镇静安眠药。

二、营养状态准备

1.若患者营养不良,蛋白质和某些维生素不足,常导致低血容量、贫血、组织水肿和营养代谢异常,可使患者对麻醉和手术的耐受力明显降低,术中容易出现循环功能或凝血功能异常,术后抗感染能力低下,易出现肺部感染。

2.营养不良的患者术前应尽可能经口补充营养;如患者不能口服可通过少量多次输注血浆、白蛋白和维生素等进行纠正。

三、适应手术后需要的训练

术后饮食、体位、大小便、切口疼痛或其他不适,以及可能需要较长时间输液,吸氧、胃肠减压、导尿及各种引流等情况可能会导致患者不适。麻醉前应该向患者解释说明其临床意义,争取得到配合;如有必要手术前应进行锻炼。如合并肺功能改变的患者,术前应训练深呼吸、咳嗽咳痰。

四、胃肠道准备

防止手术中或手术后反流、呕吐,避免误吸或窒息等意外,择期手术都必须常规禁饮食。成人麻醉前禁食 12 小时,禁水 4 小时,如末次进食为脂肪含量很低的食物,也至少应禁食 8 小时,禁水 2 小时;建议对 36 个月的小儿禁奶和固体食物 6 小时,禁饮 2 小时,36 个月的小儿,禁食 8 小时,禁饮清淡液体 2 小时。

五、膀胱的准备

应嘱患者进入手术室前排空膀胱,危重患者或复杂大手术均需要安置留置导尿管。

六、口腔卫生的准备

患者住院后应早晚刷牙,饭后漱口;有松动齿者应术前向患者交代有牙齿脱落的可能;进手术室前应将活动义齿摘下,以防麻醉时脱落。

七、输液输血的准备

1.输血前充分了解患者输血史,特别是以往输血反应记录。对于中等以上的手术前,应检查患者的血型,准备一定数量的全血。

2.对于有水、电解质或酸碱失衡的患者,术前均应积极纠正。

八、治疗药物的检查

麻醉手术前,常有内科治疗用药,应决定是否继续用药或停药。

(一)抗高血压药

一般情况下,除利尿药外,不主张停用抗高血压药,应一直用到手术当日,以免围手术期血压反跳,但应该调整剂量。

(二)洋地黄

对Ⅲ、Ⅳ级充血性心功能不全的患者,围手术期应继续使用地高辛。但心房纤颤的患者应用受限。

(三)B-肾上腺受体阻滞药

主要用于抗高血压、心绞痛、心律失常。已用B受体阻滞药的患者,不主张停药。

(四)抗心绞痛药

包括硝基类、钙通道阻剂、B-受体阻剂,应继续保持常用剂量和间隔时间,使用到手术前。

(五)抗心律失常药

围手术期抗心律失常药应使用至手术前,但应注意有些抗心律失常药的副作用,以及与麻醉药之间的相互作用。

(六)胰岛素和口服降糖药

糖尿病患者应使用胰岛素维持最佳血糖水平,手术日晨不应使用口服降糖药。

(七)糖皮质激素

长期使用过皮质激素和促肾上腺皮质激素的患者,围手术期应补充适量皮质激素。

(八)抗癫痫药

一般使用至手术当天,但应注意抗癫痫药降低肝脏微粒体酶系功能,改变药代动力学。

(九)抗精神病和抗抑郁药

1.单胺氧化酶抑制剂接受单胺氧化酶抑制剂治疗的患者对升压药极为敏感,可引起高血压危象。与盼塞秦类药相互作用,引起锥体外系反应和高血压。所以必须在术前2～3周停药。

2.碳酸锂可增强肌松药的组织效果,注意减量。

3.三环类抗抑郁药合并吸入麻醉时可引起惊愕。使用氟烷和(或)洋库溴铵等有抗胆碱能作用药物,可引起心律失常,应术前停药2周以上。

(十)非笛体抗炎药

可影响血小板功能引起凝血机制异常。阿司匹林应术前停用1天以上,其他非留体抗炎药至少停用48小时。

第四节　麻醉选择

麻醉的选择取决于患者病情、手术性质和要求、麻醉方法本身特点、麻醉者水平和经验、麻醉设备条件以及患者自主意愿等因素。患者手术部位、方式、病情或年龄的不同,其麻醉方式的选择有所不同。

一、病情与麻醉选择

1.ASA分级工作级的患者可选择既能符合手术要求,又能照顾患者意愿的任何麻醉方法。

2.ASA分级Ⅱ级的患者在术前全身情况和器官功能适当改善后,也不存在麻醉选择问题。

3.凡合并有重要的全身性或器官病变的患者在麻醉前尽可能改善全身情况,在保证安全的前提下选择麻醉方式,尽量选择对全身影响最小、麻醉者最熟悉的麻醉方法。

4.如果病情严重达垂危程度,但又必须施行手术治疗时,在改善全身情况的同时,应选择对全身影响最小的麻醉方法。老年患者应根据全身状况、并存疾病和精神状态选择麻醉方式,注意麻醉用药量要有所减少。小儿难以配合,可实施基础麻醉后复合局部浸润、神经阻滞或散管阻,如为大手术应选择气管内插管全麻。

二、手术要求与麻醉选择

麻醉的主要任务是在保证患者安全的前提下,满足镇静、镇痛、肌肉松弛和消除内脏牵拉反应等手术要求。针对不同手术的要求,在选择麻醉方式时可以考虑以下因素:

(一)手术部位

根据手术部位不同,可选择不同麻醉方式。如上肢手术选择臂丛神经阻滞麻醉;下肢手术选用椎管内麻醉;颅脑手术选用全麻或局麻;胸腔内手术选用气管内插管全麻;腹腔或盆腔手术选用椎管内麻醉或全麻。

(二)手术对肌松的要求

根据肌肉松弛要求程度不同,麻醉选择不同,如上腹开腹手术、腰椎手术需要良好的肌肉松弛或绝对制动,宜选择气管插管全身麻醉,某些大关节矫形或脱臼复位可选择臂丛阻或椎管内麻醉。

(三)手术时间

可根据手术时间的长短选择不同的麻醉,如短小手术,可选用局麻、单次脊麻、氯胺酮静脉麻醉等。手术时间在1小时以上者,可选用连续硬膜外麻醉或气管插管全麻等。

(四)手术创伤

根据手术创伤大小、出血量选择合理的麻醉方式,如估计手术创伤较大或术中出血较多,应选择全麻。

(五)手术对体位的要求

根据不同手术体位选择麻醉方式,如俯卧位时,不宜选择脊麻或静脉全麻,应选择气管插管全麻或硬膜外麻醉;坐位手术时,应尽量选择局麻等对循环和生理影响小的麻醉方式。全身麻醉联合局麻或椎管内麻醉,可充分发挥各种麻醉方法的优点,减少麻醉药物的用量,减轻药物的副作用,降低麻醉并发症的发生率,有利于患者术后尽快康复。

第五节 麻醉机与呼吸机的准备及临床应用

一、吸入麻醉的历史

麻醉(Anaesthesia)是现代临床重要的诊断和治疗手段,指用人为的方法局部或全身的抑制或改变神经、体液的活动,从而导致有机体暂时性的局部感觉迟钝或丧失,直至伴有肌肉松弛的全身知觉的完全消失,为各种手术顺利进行提供保障。吸入麻醉是吸入麻醉药经呼吸道进入肺泡,再通过肺泡膜进入血液循环后,到达中枢神经系统,产生全身麻醉的方式。相对于非吸入麻醉,吸入麻醉作用全面,具有较好的镇痛和肌松效果,且麻醉深度可通过吸入麻醉药的浓度、潮气量和通气频率来进行调整,具有更高的安全性,目前已逐步应用于宠物临床。

1540 年,ValeriusCordus 合成了酚类化合物,但在其后很长一段时间内都未发现其可用于减轻外科手术的疼痛。1777 年发现 N20,1779 年发现该气体具有减轻疼痛的特性,但当时没有人把它和减轻外科手术疼痛联系起来。1821 年,SirHumphreyDavey 用 N20 使狗和鸡进入昏迷状态(其实是麻醉状态,但当时还没有"麻醉"一词)。1842 年,CrawfordLong 医生首次用乙醚吸入麻醉一名患者,并成功实施了颈部肿瘤手术。4 年后,波士顿牙医 WilliamMorton 在马萨诸塞州立医院麻醉一名患者,并让著名外科医生 JohnC.Warren 实施了下颌肿块的切除。1846 年 11 月 21 日 OliverWendallHolmes 知道该事件后,写信给 WilliamMorton,用两个字概括这件事。"an",古希腊语"无"的意思,"esthesia"古希腊语"敏感、疼痛"的意思,他将这两个字合在一起,创造出一个新字"anesthesia",即麻醉。此后,在一代代医学家、化学家、医学生的不断努力下,麻醉从单纯的镇痛研究发展为包括麻醉期间及麻醉前后比较全面的处理,逐步形成了临床麻醉学。吸入麻醉在此过程中也得到了长足的发展,发现了更多、更安全的吸入麻醉药,麻醉机也从原始人工通气操作的机器发展为含麻醉、监护、呼吸、智能控制等功能的麻醉工作站,为复杂手术的进行提供了保障。

二、麻醉呼吸机的分类及组成

(一)麻醉机的分类

根据麻醉呼吸回路

开放系统:将纱布覆盖麻醉面罩,并置于病畜的口鼻部,麻醉药液被滴在纱布上蒸发后,随空中国畜牧兽医学会兽医外科学分会第 20 次学术研讨会暨第 5 次奶牛疾病学术会议论文集气被病畜吸入,病畜呼出气全部经纱布排到大气中。半开放与半紧闭回路:病畜呼出和吸入的气体部分受麻醉机控制,呼气时呼出气体可由活瓣逸出。当新鲜气流量小于分钟通气量,部分呼出气体(包括 CO_2 和麻醉气体)潴留于呼吸囊中,吸气时重复吸入 CO_2 高于 1% 容积时,称为半紧闭回路;新鲜气流量大于分钟通气量,重复吸入的 CO_2 小于 1% 容积时,称为半开放回路。紧闭回路:病畜呼出和吸入的气体完全受麻醉机控制,呼出的气体进入该回路,吸气时被病畜吸入。应用该系统,可使 O_2、N_2O 和吸入麻醉药消耗最少,比较容易保证吸入气体的温度和湿度接近生理状态,但必须有 CO_2 吸收器。

1)按功能、结构分类

轻便型:具备麻醉机的基本功能,结构简单、轻便,搬动灵活。

普及型:结构及功能较简单,具备基本和重要的结构和部件,使用简单,装配或未装配结构功能简单的呼吸机。

全能型:多功能麻醉机,结构复杂、功能齐全,具有电子或电脑控制的呼吸管理系统、检测仪器、报警系统、自动记录系统。

2)按流量高低分类

高流量麻醉机:N_2O 最低流量在 0.5L/min 以上,只能进行高流量麻醉。低流量麻醉机:O_2 及 N_2O 流量计最低可达 0.02L/min 或 0.03L/min,可以进行低流量麻醉,也可进行高流量麻醉。

3)麻醉机的组成

麻醉机主要部件包括供气装置、流量计、蒸发器、呼吸回路系统、呼吸机、检测和报警装置、麻醉残气清除系统,各种附件和接头。

(二)气体供应输送系统

麻醉机常用气源有 3 种,即 O_2、N_2O 和空气,减压后通过管道连接到麻醉机相应接口。为保证混合气体中含有一定浓度的 O_2,麻醉机都设有与 N_2O 流量控制相关的自动保险装置(fail—safe阀)和氧比例监控联动装置,使输出气体始终含有不小于 25% 的 O_2。流量计将麻醉机分为两个部分,流量计之前的为高压回路、之后的为低压回路。流量计是按测量气体的比重不同分类刻度的,所以不能混用,一般用特殊颜色和大小来标识来与特定气体相对应。美国标准,O_2 对应绿色、N_2O 对应蓝色、空气对应黄色。为安全起见,氧流量调节到关的位置时,仍有 $200\sim300\text{mL/min}$ 的氧流量,以确保机体最低耗氧量。

(三)蒸发罐

蒸发罐是将麻醉药蒸发成气体,并以精确的浓度与供入气体混合供病畜呼吸的装置,其质量的好坏不但标志着麻醉机的水平,也关系到吸入麻醉的成败,与患畜的安危直接相关,是麻醉机的关键部件。

现在主流麻醉药蒸发罐如 DragerVaporl9 系列、Penlon、OhmedaTec 系列均采用浓度可变、迂回旁路、气体绕流、温度补偿的循环回路外蒸发罐设计,其工作环境为 1 个大气压。当气流进入蒸发罐后,大部分气流(约 80%)经直接通路室流出蒸发罐,小部分气流(约 20%)进入蒸发室、与麻醉蒸汽混合并带出饱和的麻醉蒸汽。根据不同温度和各种吸入麻醉药的蒸发压力,形成不同浓度的麻醉药由出口逸出。

蒸发罐工作的环境温度对麻醉蒸汽浓度影响较大,蒸发罐必须有精确控制温度、气流量补偿的装置,多是利用不同金属热膨胀系数差异,根据麻醉药液体温度变化而膨胀或收缩,改变输出的口径以控制蒸发罐输出的气流量。地氟烷沸点为 $23.5℃$,在室温下的蒸汽压接近一个大气压,故其必须使用电加温的蒸发罐,使蒸发罐内温度保持在 $39℃$ 恒温,地氟醚蒸汽压保持在 200kPa,直接释放到新鲜气流中去。

各种吸入麻醉剂的沸点不同、物理特性各异,对各自蒸发罐的要求也各异,因此每种麻醉药有自己专用的蒸发罐,相互之间不能混用。国际上用不同颜色来区分不同吸入麻醉药的蒸发罐,红色代表氟烷、橘黄色代表恩氟烷、紫色代表异氟烷、黄色代表七氟烷。

(四)呼吸回路系统

呼吸回路系统是确保气体单向循环的一个密闭式环路,包括新鲜气流输入口、吸气和呼气单向活瓣、逸气活瓣、机动,手动开关、呼吸螺纹管、Y 型接头、储气囊、CO_2 吸收器。可以有效防止 CO_2 重复吸入、减少机械无效腔。CO_2 吸收装置是一个具有进口和出口的容器,内装 CO_2 吸收剂——钠石灰(碱石灰)或钡石灰,钠石灰最为常用,所以又称为钠石灰罐。钠石灰含有 5% NaOH、90% $Ca(OH)_2$ 和 1% KOH,适量硅酸盐,制成粗大的颗粒,具有较好的吸收效果。钠石灰吸收 CO_2 时产生热量并使 pH 值下降,使原来的粉红色变成黄白色。钠石灰作用耗尽之后,不能再吸收 CO_2,应及时更换。钡石灰含有 80% $Ca(OH)_2$ 和 20% $Ba(OH)_2$,常用于七氟醚麻醉时吸收系统中产生的 CO_2 和水。

中国畜牧兽医学会兽医外科学分会第 20 次学术研讨会暨第 5 次奶牛疾病学术会议论文集自主呼吸时,呼吸囊是呼吸回路中气体储存和缓冲的重要装置,其大小应适当,一般为潮气量的 5 倍左右。紧急情况时,可用呼吸囊进行人工呼吸以抢救动物。

(五)麻醉呼吸机

呼吸机是实施机械通气的装置,用于辅助和控制呼吸、改善氧合与通气、减少呼吸肌做功、支持循环功能及治疗呼吸衰竭。呼吸机主要功能是充气、吸气向呼气转换、排出肺泡气及呼气向吸气转换,这样循环往复,维持机体的呼吸功能。功能齐全的麻醉机都内置了呼吸机,功能简单的麻醉机则没有,但可以将麻醉机与呼吸机进行串联后实现麻醉呼吸机的功能。麻醉呼吸机也可以单独实现呼吸机的功能,用于危重病例的抢救和治疗。麻醉呼吸机相对于专门的呼吸机,其功能相对较少。根据吸气和呼气的切换机制不同,呼吸机可分为压力切换、容量切换和时间切换 3 种模式,其各有缺点。压力切换型,在呼吸阻力增加时不能自身代偿,即呼吸阻力增加,机器便进行切换,使潮气量降低,呼吸频率加快。容量切换型,吸气达到预定容量,即会切换为呼气相,吸气时间、气流量和呼吸压力均会发生变化。时间切换型,按预定时间进行切换,但潮气量、气流和呼吸压力在每次呼吸时均会发生变化。目前,主流麻醉呼吸机多采用定时兼定容切换模式,即在吸气相采用容量切换模式,呼气相采用时间切换模式,这样构成呼吸周期。麻醉呼吸机的驱动力分为气动、气动电控和电动三类。气动驱动呼吸机是单纯以压缩氧为动力源,耗氧量大,已逐步淘汰。较新型麻醉呼吸机多是 O_2 驱动、电动控制,而最新型麻醉呼吸机采用电动电控方式、无需驱动器,在无气源的情况下可由大气补充进行通气,保证病畜安全。根据风箱在呼气过程中向下或向上移动,将其工作方式分为下降式和上升式。在当回路出现漏气时,下降式风箱在呼气期由于重力作用,依旧能下降到潮气量刻度上,吸气期压缩气体又将风箱推向上,因此不易发现;上升式风箱呼气期风箱不会到达风箱罩顶部,而容易被发现。因此,上升式风箱相对更为安全,特别在低流量麻醉时。现在先进的风箱技术多采用滚膜气缸作分离装置,其顺应性为折叠皮囊 1/10 左右,可以实现低流量麻醉,但其结构复杂、成本较高。

(六)安全监测系统

现代麻醉机除了具有麻醉和辅助呼吸之外,还带有相关参数的检测功能,当测定值超出相关参数设定的范围时,系统就会发出警报,提示麻醉人员及时处置。常见检测指标有气道压力、吸入氧浓度、潮气量、分钟通气量、呼气末 CO_2 浓度、呼气末麻醉气体浓度等。通过这些参数的监控,极大地提高了麻醉质量和麻醉安全性,提高了手术成功率。

(七)排废气系统

排废气系统是收集麻醉机内多余残气和病畜呼出的废气,并通过管道将其排出手术室的装置。麻醉机上都有排废气管,可直接将其连接到室外。

三、吸入麻醉机的临床应用

(一)麻醉机功能检查

麻醉机使用前要进行全面检查,以确保麻醉机的各项功能正常,否则可能会引起麻醉意外。常见检查如下:

气源检查要求确认气体(O_2、N_2O、空气)管道连接正常,且气源充足、保证手术麻醉之用。紧急通气检查,检查能否给系统快速补充 O_2,调换好合适的呼吸气囊。手动/机控通气回路检查要求在两种模式下,分别观察压力、潮气量是否正常,回路系统有无漏气。检查呼吸活瓣活动是否灵活,防止呼吸阻力增加。检查钠石灰/钡石灰是否需要更换,及时更换耗尽的钠石灰/钡石灰。检查蒸发罐和麻醉药是否匹配,蒸发罐开关和浓度调节旋钮功能是否正常,麻醉药是否需要添加。检查气道压力、氧浓度、氧流量、呼吸末二氧化碳、呼吸末麻醉药浓度检测系统是否正常。

(二)麻醉参数设置

犬、猫潮气量一般为 10～15mL/kg 体重,机体需氧量 4～6mL/kg/min(BW(kg)3/4 × 10mLO$_2$/min),氧流量为 30～15mL/kg/min,采用密闭式、低流量麻醉时,氧流量可以降低到 10mL/kg/min。

(三)呼吸频率的设置

幼年犬、猫呼吸频率设为 20 次/min 左右,成年犬、猫呼吸频率设定为 15 次/min 左右,吸呼比一般设定为 1:1.5。

(四)气管插管

动物诱导麻醉后,选用合适气导管,进行气管插管。插管时,在喉镜引导下,气导管经声门裂插入气管至胸腔入口处,给套囊充气,用纱布条将气管导管固定在上颌上。将气导管与到麻醉机连接。

(五)麻醉剂浓度的调节

维持麻醉的吸入麻醉药浓度应根据手术需要和动物反应实时调整,以控制适当的麻醉深度。如进行了麻醉前用药和静脉诱导麻醉时,吸入麻醉药剂量一般为 1.3MAC;如用吸入麻醉剂进行直接诱导和维持麻醉时,其浓度一般为 1:5MAC。

(六)麻醉监护

麻醉期间应对动物进行心率、心律、脉搏强度、呼吸、血氧、血压、体温等进行监护。手术结束后,关闭蒸发罐,动物恢复意识后立即拔管。

四、呼吸机的临床应用

专业的呼吸机功能齐全、I 临床应用较为复杂,可针对各种呼吸病理状态选用不同的机控模式,这里简单介绍常见呼吸机运行模式及其临床应用。

(一)间歇正压通气(IPPv)

该通气模式是无论病畜有无自主呼吸,机器均按预设的通气参数为病畜提供间歇正压通气,适用于无自主呼吸的病例,如呼吸抑制或手术麻醉期间使用肌松药的病例,在兽医临床最为常用。

(二)同步间歇指令通气(sIMV)

该通气模式为在病畜自主呼吸的同时,间断给予 IPPv 通气,呼吸频率和潮气量(VT)由病畜控制,间隔一定的时间同步 IPPv,若在等待触发期间(同步触发窗)无自主呼吸,呼吸机自行给予 IPPv。由于 sIMV 模式允许病畜在指令通气中保留自主呼吸,可有效减少畜机对抗,临床上根据病畜自主呼吸的频率、潮气量和分钟通气量的变化,适当调节 sIMV 频率几分钟通气量,有利于呼吸肌的锻炼,防止呼吸肌萎缩。

(三)持续气道正压(cPAP)

cPAP 是在呼吸中枢功能正常,存在自主呼吸条件下,整个呼吸周期气道内均保持正压的通气模式。吸气相由于恒定正压气流大于吸气气流,可增加潮气量,减少吸气作功,适用于呼吸肌疲劳的病例;呼气相气道内正压,可防止和逆转小气道塌陷或肺泡萎陷,增加功能残气量,降低分流量,从而提高氧分压。该模式常被作为脱离呼吸机前的过渡模式。

(四)压力控制通气(PCV)

PCV 需预先设定最大吸气压和吸气时间,吸气相气流快速进入肺,达到预设的压力水平,通过反馈系统使气流速度减慢,维持预设压力水平至吸气末,然后切换成呼气相。PCV 利于不易充盈的肺泡充气,改善通气/血流比。该模式气道压力较低且没有尖峰,较少出现气压伤,但潮气量随胸—肺顺应性和气道阻力而变化,容易产生通气不足或通气过度,需严密监测分钟通气量等参数了解通气情况。

(五)压力调节容量控制(PRVC)

PRVC 是一种智能化通气模式,它的特点是在确保预设潮气量等参数的基础上,呼吸机能够自动连续监测胸廓—肺顺应性和容积/压力关系,并据此反馈调节下一次通气时的吸气压力水平,使气道压力尽可能低,以减少正压机械通气引起的气压伤。

五、吸入麻醉机的维护及常见故障排除

(一)麻醉机的日常维护

麻醉结束后用 2％戊二醛消毒液擦拭麻醉机外露部分,10min 后用清水擦去消毒液。呼吸囊、橡胶管、塑料螺纹管等可置于 2％戊二醛溶液中浸泡 10min 后,再用清水反复冲洗。消毒后干燥的呼吸囊、螺纹管等的外周应均匀涂上少许硅油,以免黏附,弹性减弱。使用年代久远的非金属管道会出现老化断裂现象,需定期更换。蒸发罐为铜质材料所制,比重较大,更换时要小心,防止倾倒和摔坏。更换风箱时,要确保管路连接正确、接头不漏气。

(二)麻醉机的常见故障处理

1)氧气输入流量过低

快速充氧时,呼吸囊膨胀缓慢、麻醉机中氧分压表指示低于 101kPa,即认为氧流量过低。出现原因可能是气源不足、压力减小、减压阀损坏,杂质堵塞麻醉机氧气输入端过滤器。气源和减压阀问题时,应及时更换;过滤器堵塞时,可拆开麻醉机氧气进气管端,取出氧气过滤器,浸泡于 95％酒精内片刻,以清除杂质,干燥后安装复原。

2)呼吸回路漏气

关闭压力限制调节阀(APL)及流量计、封闭"Y"型接头,给回路快速充气,使管道压力上升至 2.45—2.94kPa,观察 10s,如气道压力表数值无变化则表示不漏气,如下降则漏气。发生回路漏气的常见原因有:管路老化破损、管路连接不严、CO_2 吸收器密封不严。解决方案是及时更换老化的管路,包括螺纹管、呼吸囊、麻醉机内置的管路,确实连接好接头处和 CO_2 吸收器。

3)气道压力表失灵

指气道压力表指针失灵固定于某一点,主要见于呼气活瓣因水蒸气而黏附不动或压力表本身故障。如因呼气活瓣黏附而引起压力表指针失灵,使得气道压力上升,系统会发出警报,应及时拆开呼气活瓣外罩,取出活瓣,擦干水后复原;修复时间不能过长,否则会引起病畜窒息死亡。如压力表本身故障应及时修复或更换。

4)麻醉呼吸机输出潮气量偏小

麻醉过程中,发现监测潮气量小于设定潮气量或病畜出现肺不张、通气不足情况。通常是由于流量计没有打开或流量设置过低,使得新鲜气体补充不足导致;呼吸回路积水也会导致上述现象。

第六节　麻醉前用药目的及原则

麻醉前预先给患者使用某些药物以缓解患者术前紧张情绪,增强麻醉效果,减少分泌物以及抑制术中不良神经反射,这些药物统称为麻醉前用药。

一、麻醉前用药目的

1.消除患者紧张、焦虑及恐惧的心情,使患者在麻醉前能够情绪安定,充分合作。同时也可增强全身麻醉药的效果,减少全麻药用量及副作用。对一些不良刺激可产生遗忘作用。

2.提高患者的痛阈,缓和或解除原发疾病或麻醉前有创操作引起的疼痛。

3.抑制呼吸道腺体的分泌功能,减少唾液分泌,保持口腔内的干燥,以防发生误吸。

4.消除因手术或麻醉引起的不良反射,特别是迷走神经反射,抑制因激动或疼痛引起的交感神经兴奋,以维持血流动力学的稳定。

二、麻醉前用药原则

1.麻醉前应按麻醉方法、手术部位及病情特点选择麻醉前用药的种类、剂量、用药时间及给药途径。手术前1天晚宜常规口服镇静催眠药,以求充分睡眠。小儿剂量应按年龄、体重计算。

2.全身麻醉和腹腔内手术应选用颠茄类药,局部麻醉、神经阻滞麻醉和椎管内麻醉用地西泮(安定)或巴比妥类药物。

3.下列情况镇痛镇静药物剂量可适当加大:①患者情绪过度紧张;②剧痛;③甲状腺功能亢进。

4.1岁以内小儿、颅内压升高、呼吸功能不全和支气管哮喘及肝功能严重损害患者,慎用麻醉性镇痛药。

5.老年、小儿、心动过缓者或采用硫喷妥钠、氯胺酮、轻丁酸钠时,阿托品用量宜略大。高热、心动过速、甲状腺功能亢进、青光眼及肾上腺髓质功能亢进者不宜用阿托品。

6.急症创伤者,如无充裕时间准备,术前用药可改为静脉注射,用量耐减。

三、效果评定

要求在麻醉前用药发挥最高效应(安静,欲睡状态)的时刻,恰好是搬送患者进入手术室的时间。对麻醉前用药的具体效果做出客观评定。

第七节　麻醉前用药种类

一、镇静催眠药

它有较好的抗焦虑作用,可以改善紧张、焦虑、恐惧等不良情绪,并能预防局部麻醉药毒性反应。

(一)苯巴比妥钠

属巴比妥类药,睡眠剂量成人为 $100\sim200mg$;小儿为 $2\sim4mg/kg$,于麻醉前 30 分钟肌内注射。术前呈急性癫狂状态者,成人肌内注射 $200\sim250mg$,小儿按 $5mg/kg$ 计量。禁用于对苯巴比妥钠过敏、严重肝肾功能不全、支气管哮喘、呼吸抑制及吓嘛病患者。

(二)大西洋

1.地西半选择性的作用于大脑边缘系统,促进 γ 一氨基丁酸(GABA)的释放或促进突触传递功能。大西洋还可作用在 GABA 依赖性受体,通过刺激上行性网状激活系统内的 GA-BA 受体,提高 GABA 在中枢神经系统的抑制,增强脑干网状结构受刺激后的皮层和边缘性觉醒反应的抑制和阻断。地西泮可解除患者恐惧和焦虑心理,从而引起睡眠和遗忘,作用良好,同时有抗惊愕和中枢肌松作用。

2.对呼吸和心血管系统的抑制轻微,常用剂量不会导致苏醒时间延长。

3.可作为病情危重且精神紧张患者的麻醉前用药,与东食若碱合用时,镇静作用更强。

4.常用剂量为 $0.1\sim0.2mg/kg$,肌内注射或静脉注射。静脉注射后 $1\sim2$ 分钟入睡,维持 $20\sim50$ 分钟。

5.对安定类药物过敏者、新生儿、妊娠期、哺乳期妇女禁用。

(三)咪达唑仑

1.咪唑唑仑具有镇静、抗焦虑和中枢性肌松作用,还具有良好的遗忘效果。消除半衰期较短,随年龄增长,半衰期延长。

2.麻醉诱导前 $20\sim60$ 分钟肌内注射。成人: $0.07\sim0.1mg/kg$,最大量不超过 $5mg$。对于老年患者,必须减少剂量并进行个体化调整。儿童: $0.15\sim0.2mg/kg$。

3.能增强镇静催眠药、抗精神病药、抗抑郁药、镇痛药及麻醉药的中枢镇静作用。应用咪达仑后需加强氧合与通气的监测,与阿片类药合用更需要重视。

4.老年人、心肺功能较差者及重症肌无力患者应慎用。对咪达唑仑过敏、重症肌无力、精神分裂症、严重抑郁状态患者禁用。

二、麻醉性镇痛药

麻醉性镇痛药可通过激动中枢神经系统特定部位的阿片受体,产生镇痛作用,并且同时缓解疼痛引起的不愉快的情绪,剧痛患者麻醉前应用可使其安静合作。麻醉性镇痛药可减轻椎管内麻醉下腹部手术中的牵拉反应。

(一)吗啡

1.是阿片受体激动剂,有强大的镇痛作用,同时也有明显的镇静作用,并有镇咳作用。对呼吸中枢有抑制作用。具有提高痛国、抑制代谢、显著改变精神状态等功效。

2.成人 0.15～0.2mg/kg,于麻醉前 1～1.5 小时肌内注射。肌内注射 15 分钟后痛阈提高 50%,30 分钟后出现情绪稳定焦虑消失、嗜睡,60 分钟后基础代谢率显著降低。

3.呼吸抑制、颅内压增高和顽脑损伤、支气管哮喘、肺源性心脏病代偿失调、甲状腺功能减退、皮质功能不全、前列腺肥大、排尿困难及严重肝功能不全、休克尚未纠正控制前、炎性肠梗等患者禁用。

(二)哌替啶

1.为人工合成的阿片受体激动剂,属于苯基派啶衍生物,其作用和机制与吗啡相似,但镇静、麻醉作用较小,仅相当于吗啡的 1/10～1/7,作用时间维持 2～4 小时左右。

2.主要作用于中枢神经系统,用药产生镇痛后出现睡;缩瞳作用不明显;恶心、呕吐、呼吸抑制、镇咳及欣快等副作用比吗啡轻;有类似阿托品样作用,使呼吸道腺体分泌减少,支气管平滑肌松弛;引起血管扩张、血压轻度下降;有抗组胺作用,可解除支气管疫李。

3.肌内注射用量 1～2mg/kg,麻醉前 30～60 分钟注射,15 分钟起效,60 分钟作用达高峰,持续 1.5～2 小时逐渐减退,再过 2～4 小时后作用消失。静脉注射剂量 0.5～1mg/kg,麻醉前 10～15 分钟注射,5 分钟起效,20 分钟作用达高峰,1～1.5h 后逐渐减退,1～2h 作用消失。

4.其代谢产物去甲派替啶有致惊愕作用。与单胺氧化酶抑制剂并用,可诱发昏迷、惊愕、高血压、高热等副作用,偶可出现低血压和呼吸抑制。

(三)芬太尼

1.为阿片受体激动剂,属强效麻醉性镇痛药,作用于下丘脑,干扰其对疼痛刺激的传导,从而产生强力镇痛功效。其镇痛效力约为吗啡的 80 倍。镇痛作用产生快,但持续时间较短。呼吸抑制作用较吗啡弱,不良反应比吗啡小。

2.支气管哮喘、呼吸抑制、对本品特别敏感的患者以及重症肌无力患者禁用。禁止与单胺氧化酶抑制剂(如苯乙耕、帕吉林等)合用。

3.与钙通道阻滞剂、β肾上腺素受体阻断药合用可发生严重低血压。

4.静脉注射过速时可出现胸腹壁肌肉紧张、硬、严重影响呼吸交换量。

5.循环影响轻微,血压稳定。兴奋迷走中枢可出现心率减慢、呕吐或出汗征象,用阿托品或氟哌利多可防止。

6.与 M 胆碱受体阻滞剂(尤其是阿托品)合用使便秘加重,增加麻痹性肠梗阻和尿留的危险性。

7.成人肌内注射每次 0.1～0.2mg,7～8 分钟起效,维持 1～1.5 小时;静脉注射每次 0.05～0.1mg,1 分钟起效,5 分钟达高峰,维持 30～45 分钟。

三、神经阻剂

神经阻剂主要作用于脑干网状激活系统,阻断去甲肾上腺素从而产生镇静作用。该类药物中氯丙嗪和氟哌利多较为常用。

(一)氯丙嗪

1.氯丙嗪主要抑制脑干网状结构系统,产生镇静、催眠作用,与全麻药、催眠药及镇痛药协同增强,并可延长药效。

2.肝功能不全、尿毒症及高血压、冠心病患者慎用。本品刺激性大,静脉注射时可引起血栓性静脉炎,肌内注射局部疼痛较重,可加1%普鲁卡因作深部肌内注射。老年人对本类药物的耐受性降低,且易产生低血压、过度镇静及不易消除的迟发性运动障碍。

3.有癫痫史者、昏迷患者、严重肝功能损害者禁用。不能与肾上腺素合用,以免引起血压急剧下降。

4.成人肌内注射剂量为25~50mg,麻醉前1小时做肌肉深部注射,15~30分钟起效,维持4~6小时,严禁皮下注射。静脉注射剂量为6.25~12.5mg,麻醉前15~20分钟经稀释后缓慢注射,5~10分钟起效。禁忌静脉快速注射,否则易并发血压骤降,可用去甲肾上腺素静脉滴注纠正。小儿肌内注射1~2mg/kg,静脉注射剂量为0.5~1mg/kg。

(二)氟哌利多

1.氟派啶的药理作用与氯丙嗪相似,但弱于氯丙嗪。其作用特点是产生精神运动性改变,表现为精神安定,对外界漠不关心,懒于活动,但意识仍存在,能对答问话并良好配合。

2.将其与强镇痛药芬太尼一起静脉注射,可使患者产生一种特殊麻醉状态(精神悦懒、活动减少、不入睡、镇痛),称为"神经安定镇痛术"。可做麻醉前给药,具有较好的抗精神紧张、镇吐、抗休克等作用。

3.主要经肝代谢,但对肝功无影响,用于肝硬化患者,由于作用时间延长,故用药量应减小。对肾功能影响小,用于血容量正常的患者,肾血流量增加,尿量增加;用于低血容量的患者,尿量无明显影响。

4.对喉、气管反射有较强的抑制作用,特别适用于清醒气管插管或表面麻醉下咽喉部手术的麻醉前用药。

5.成人剂量为0.1mg/kg,麻醉前1~2小时肌内注射,1小时后起效;静脉注射剂量为0.05~0.1mg/kg,5分钟起效,持续6~12小时。

四、抗胆碱药

抗胆碱药是具有阻滞胆碱受体,使递质乙酰胆碱不能与受体结合而呈现与拟胆碱药相反的作用的药物。阻断节后胆碱能神经支配的效应器上的胆碱受体,可松弛平滑肌,抑制多种腺体分泌,能减少呼吸道黏液和唾液的分泌,使呼吸道保持通畅。抗胆碱药还有抑制迷走神经反射的作用。

(一)阿托品

1.阿托品可激动心脏M受体可以引起心率增快,但老年或新生儿心率增快并不明显。迷走神经亢进型患者麻醉前使用足量阿托品,可预防和治疗心动过缓。而甲亢、心脏病或高热等患者应禁用。

2.术前应用升高心率同时可降低迷走神经张力,减轻因牵拉腹腔内脏、压迫颈总动脉窦或静脉注射γ-轻丁酸钠、芬太尼、琥珀胆碱等所致的心动过缓。

3.抑制腺体分泌,扩张周围血管。因面部血管扩张,可出现潮红、灼热。

4.麻痹虹膜括约肌使瞳孔散大,但尚不至于引起视力调节障碍;对正常人眼内压影响不大,但对窄角青光眼可致眼压进一步升高。

5.促使贲门括约肌收缩,防止反流误吸。

6.剂量过大,有中枢神经兴奋症状如烦躁不安、妄,以致惊愕。

7.抑制汗腺,兴奋延髓和其他高级中枢神经,引起基础代谢率增高,可致体温上升,故应避免用于甲亢、高热患者。

8.阿托品剂量范围较宽,成人皮下或肌内注射常用量为 0.4~0.8mg,用药后 5~20 分钟出现心率增快,45 分钟时呼吸道腺体和唾液腺分泌明显减少,可持续 2~3 小时。静脉注射剂量为皮下剂量的 1/2,约 1 分钟起效,持续约 30 分钟,小儿一般可按 0.01mg/kg。

(二)东食若碱

1.为外周抗胆碱药,除具有平滑肌解控作用外,尚有阻滞神经节及神经肌肉接头的作用但对中枢的作用较弱。能选择性地缓解胃肠道、胆管及泌尿道平滑肌痉李和抑制蠕动,而对心脏、瞳孔及唾液腺的影响很小,对腺体分泌的抑制作用则比阿托品稍弱,对呼吸中有兴奋作用。抗眩晕及抗帕金森病作用均较阿托品强,并有显著的镇静作用。

2.青光眼、前列腺肥大所致排尿困难、严重心脏病、器质性幽门狭窄或麻痹性肠梗阻患者禁用。

3.老年人、小儿或剧痛患者应用后,有时可出现躁动和妄等副作用。

4.成年人常用剂量为 0.3~0.4mg,小儿 7~10ug/kg,麻醉前 30 分钟皮下或肌内注射。

五、抗组胺药

目前已知组胺受体有三个亚型:H、H 和 H 受体。

1.组胺作用于 H 受体,引起肠管、支气管等器官的平滑肌收缩,还可引起毛细血管扩张,导致血管通透性增加,产生局部红肿、痒感。

2.组胺作用于 H 受体,引起胃酸增加,而胃酸分泌过多与消化性溃疡的形成有密切关系。

3.H 受体的作用尚在研究中。

组胺释放可致支气管痉李、肠痉李和子宫收缩。组胺释放可引起小动脉和毛细血管扩张,通透性增高,可致血管神经性水肿,表现为皮肤潮红、荨麻疹和低血压,甚至喉头水肿和休克。组胺可增加唾液、胃液、膜液和小肠液等腺体分泌。抗组胺药分为两类:H 受体拮抗剂和 H 受体拮抗剂,前者主要用于抗过敏,后者主要用于抗溃疡。

(一)H 抗组胺药

常用的 H 抗组胺药主要为异丙嗪,基本药理作用主要有:

1.能竞争性阻断组胺 H 受体而产生抗组胺作用,能对抗组胺所致毛细血管扩张,降低其通透性,缓解支气管平滑肌痉李。

2.易进入脑组织,有明显的镇静作用;能加强催眠药、镇痛药及麻醉药的中枢抑制作用,并降低基础代谢率。

3.抑制唾液腺分泌,抑制呕吐中枢,产生抗呕吐作用。

4.H 抗组胺药用做麻醉前用药,尤其适用于各种过敏病史、老年性慢性支气管炎、肺气肿或支气管李等患者,具有预防作用,但无明显治疗作用,仅作为预防性用药。

5.异丙嗪的成人常用剂量为 25～50mg,麻醉前 1～1.5h 肌内注射,或用 1/2 量稀释后静脉缓慢注射,忌皮下注射。小儿按 0.5mg/kg 计算,可制成异丙嗪糖浆,按 0.5mg/kg 口服,对不合作的小儿可与等量派替啶并用。

(二)H 受体阻滞剂

1.西咪替丁为常用 H 受体阻剂,主要有抑制胃酸分泌的作用,能明显抑制基础和夜间胃酸分泌,也能抑制由组胺、分肽促胃液素、肺岛素和食物等刺激引起的胃酸分泌,并使其酸度降低,对因化学刺激引起的腐蚀性胃炎有预防和保护作用,对应激性胃溃疡和上消化道出血也有明显疗效。

2.西咪替丁快速静脉注射可引起低血压、心律失常、中枢神经抑制,甚至心搏骤停。老年人或危重患者更易发生。

3.静脉注射时间大于 15～20 分钟,很少发生严重的心血管抑制。手术前 60～90 分钟口服 300mg。

第八节　床麻醉前用药选择与特殊病情的考虑

一、呼吸系统疾病

1.呼吸道感染、支气管扩张咯血患者,禁忌使用抗胆碱药。因为肺部炎症尚未有效控制、痰血未彻底排出,抗胆碱药容易导致痰液黏稠、不易排出,麻醉过程中有阻塞下呼吸道风险。

2.阿片类药物和苯二氮䓬类药物均抑制呼吸中枢应该谨慎应用,对于情绪紧张,肺功能损害不严重的患者可以适量应用,严重呼吸功能不全的患者避免应用。

二、循环系统疾病

1.阿托品可加重高血压和(或)冠心病患者心肌缺血和心脏做功,使心率和血压进一步升高。因此高血压和(或)冠心病患者麻醉前可应用东食若碱。

2.盼嗪类药可导致低血容量患者血压进一步下降,甚至痒死,故绝对禁用。

3.胆红素可增加迷走神经张力,常导致心动过缓,术前常规使用阿托品的剂量须增大。

4.麻醉镇痛药可引起休克患者呼吸抑制和直立性低血压,可能加重休克程度,应慎用。

5.术后保留气管导管机械呼吸治疗的心内手术患者术前宜用吗啡类药。

6.吗啡作为先天性发继型心脏病患者麻醉前用药,可使右至左分流减轻,缺氧得到一定改善。

7.经皮下或肌内注射用药,药物吸收缓慢而休克常并存周围循环衰竭,应小剂量静脉用药。

三、中枢系统疾病

1.颅内压增高患者除术前伴躁动、妄、精神兴奋或癫痫等病情外,应避用中枢抑制药物。颅内高压患者对镇静药的耐受性很小,常导致术后苏醒延迟。

2.吗啡可引起颅脑外伤或高血压脑出血导致的颅内压增高患者呼吸抑制和 $PaCO$ 升高,脑血管进一步扩张、脑血流量增加和颅内压增高,甚至可诱发脑癌。

四、内分泌系统疾病

1.因内分泌疾病导致过度肥胖的患者肺通气功能低下和易发生舌后坠,故对呼吸有抑制作用的阿片类药物和苯二氮䓬类药物,以及容易导致术后苏醒延迟的巴比妥类药和酚噻类药应慎用。

2.小剂量镇静药可引起甲状腺功能减退的患者显著的呼吸循环抑制应减量或避免使用。

3.甲亢患者基础代谢率高和心率增快,术前应选用东莨菪碱作为麻醉前用药,避免使用阿托品。

五、自主神经系活动

某些麻醉操作刺激可诱发不良神经反射,宜选用相应的麻醉前用药进行保护。

1.喉镜插管或气管内吸引可引起心脏迷走反射,宜选用足量抗胆碱能药作预防。

2.椎管内麻醉抑制交感神经,迷走神经呈相对亢进,宜常规选用足量抗胆碱药以求平衡。

六、眼部疾病

1.阿托品可使睫状肌收缩,可致眼内压升高,因此闭角型青光眼在未用缩瞳药滴眼之前禁用。

2.眼肌手术中牵拉眼肌可能出现眼心反射,严重者可心搏骤停,故术前需常规使用阿托品降低迷走神经张力。

七、麻醉药与术前药的相互作用

麻醉药与术前药之间可能相互协同增强,使麻醉药用量显著减少,但也可能使存在的副作用加重,故应慎重考虑,避免复合使用。

1.麻醉镇痛药或镇静催眠药可降低七氟烷、异氟烷和氧化亚氮的 MAC 值。

2.咪达唑仑可加重阿片类药物的呼吸抑制作用。

3.阿片类药可诱发依托咪酯麻醉诱导后出现锥体外系兴奋征象。

4.右美托咪定与阿片类药物有协调作用,可增强镇痛效果。

八、麻醉药的副作用

1.为预防局麻药中毒反应,硬膜外麻醉和神经阻滞麻醉前可常规应用安定类药物镇静。

2.氯胺酮、羟丁酸钠可导致呼吸道腺体分泌增加,应用前应常规用抗胆碱药抑制腺体分泌,保证呼吸道通畅。

3.异丙酚注射痛发生率较高,若患者无禁忌,麻醉前可应用麻醉镇痛药减轻注射痛。

第三章　麻醉前访视

随着技术的进步与管理理念的更新，麻醉已不局限于提供良好的手术条件与保障患者术中的安全，其贯穿于术前准备、术中处理及术后康复等整个围手术期的诸多环节，在 ERAS 的实施中具有举足轻重的作用。特别是行日间手术患者由于是手术当天住院，麻醉医生与患者接触时间短，故应建立专门的术前麻醉评估门诊（anesthesia preoperative evaluationclinic，APEC）对其进行充分的术前评估来保障患者安全。这既有利于保证患者的安全，也可避免因评估及准备不足导致手术延期或取消，同时还能减轻患者对手术麻醉的焦虑。日间手术模式下我们开展了无痛胃镜、无痛人流及日间手术。

多数患者在术前存在不同程度的恐慌与焦虑情绪，担心手术的成功与安全，害怕术中术后的疼痛及并发症，个别患者还会产生严重的紧张、恐惧、悲观等负面情绪，均会造成不良的应激反应，妨碍手术的顺利进行与术后的康复。个体化的宣教是 ERAS 成功与否的独立预后因素，医护人员应在术前通过口头或书面形式向患者及家属介绍围手术期治疗的相关知识及促进康复的各种建议，缓解患者紧张焦虑情绪，以使患者理解与配合，促进术后快速康复。

麻醉医生对于择期手术应于前一日访视患者，告知患者或委托人麻醉方法，麻醉中可能出现的意外、并发症、术后镇痛有关的风险及其他问题征得患者本人或代理人、授权人同意后，可以在麻醉知情同意书（告知书）上行医患双方签字。如果前一日没有接触到患者，术日晨也要再次去访视，不允许只阅读病历而未接触患者。

对一些病情复杂的病例在麻醉前数日进行（或通过会诊进行），以便有时间完善麻醉前必要的准备。对于应有的检查尚未进行或需要复查，以及麻醉有困难或危险时，应于手术前访视时向病房医生提出，共同协商解决，研究解决方案，及时请各临床科室会诊，必要时向上级医生或医疗主管部门汇报，以便妥善处理。

第一节　麻醉前访视的益处

麻醉前充分的对患者的访视、评估和准备，可提高安全性、减少并发症，避免因对病情了解不够、评估不足和准备不充分而出现严重问题甚至危及患者生命的后果。根据患者的目前状态，外科医生手术方式的选择，我们制订相应的麻醉方案，手术中根据手术的方式的变化，相应的修改麻醉方案，最终获得我们认为的理想的麻醉效果。

1.可扩大手术范围和适应证：麻醉访视后，充分了解患者的各项诊断化验、影像学检查和其他医生的会诊记录以及对患者日常生活情况如最大运动耐量水平的了解做出对患者心功能、身体状况的全面评估，从而预计麻醉风险、制订合理完备的麻醉方案，在手术范围改变的情况下，依然能够考虑患者的状态，最好预估，为患者的手术成功保驾护航。

2.有助于提高患者的满意度：术前访视能够减轻患者的心理压力。术前患者往往焦虑，会引起血压和心率的升高，甚至导致手术无法进行。在手术前和患者进行沟通，做好心理准备，使患者处于手术的最佳心理和生理状态。

3.避免临时取消手术：术前访视可能会改变原定麻醉方案或暂停手术。例如,对于拟行区域麻醉患者,如果操作部位有感染,麻醉计划可能需要加以调整。有些择期手术患者如果出现诸如上呼吸道感染、哮喘发作或有严重心脏病变威胁生命安全等情况,需暂停手术,积极治疗上呼吸道感染、哮喘、心脏疾患,待症状消失或缓解后再安排手术。麻醉访视会提前预判患者的状态,避免送到手术室临时取消手术。

第二节　麻醉术前访视制度

1.麻醉医生应于术前一日访视患者,做好相应麻醉前准备工作。

2.麻醉前访视内容：

(1)了解病史,包括：现病史、既往史、个人史、麻醉手术史、食物过敏史等。

(2)体格检查,包括：血压、心率、呼吸、体温、体重、身高、ASA 分级、NNIS 分级等。

(3)实验室检查,包括：血常规、尿便常规、血型、肝肾功能、血糖（糖化血红蛋白）、离子水平、凝血功能、血气分析等。

(4)特殊检查,包括：心电图、超声心动图、心脏彩超、Holter、肺功能、X 光、MRI、CT 等。

(5)与穿刺,气管插管等操作相关的检查,如：脊柱形态、脊柱病变、有无义齿、门齿是否完整、颈部活动度、张口度等。

(6)了解患者的精神状态和对麻醉的特殊要求,做出相应的解释与沟通工作。

(7)指导麻醉前用药,如：镇静药、镇痛药、抗胆碱药、抗组胺药等。

3.评估患者整体状态并结合拟行术式进行麻醉方案设计,对患者接受本次麻醉和手术的耐受程度进行综合分析和评价,并对麻醉实施过程中可能出现的意外和并发症提出针对性解决方案。

4.准备与麻醉实施相关的药物和器械。

5.术前准备不完善,麻醉实施有困难或危险的患者,应与主管医师及上级麻醉医师共同协商解决,必要时应向医院主管部门汇报。

6.填写《麻醉术前访视记录》,内容包括患者姓名、性别、年龄、科别、病案号、患者一般情况、简要病史、与麻醉相关的辅助检查结果、拟行手术方式、拟行麻醉方式、麻醉适应证及麻醉中需要注意的问题、术前麻醉医嘱、麻醉医师签字并填写日期。

7.与患者及其家属解释麻醉相关风险,共同在《麻醉知情同意书》上签名。

第三节　麻醉前访视的具体内容及注意事项

1.病史采集：要求态度和蔼,做好自我介绍。与患者沟通应使用通俗易懂的语言,对患者提供的信息进行综合分析,取得有价值的信息。不主动向患者提及病情（尤其是恶性疾病）,应事先询问家属患者是否知晓病情。

（1）现病史：了解本次住院及手术需要解决的首要问题，熟悉该种外科疾病的病理生理改变及严重程度。

（2）既往史：包括并存内科疾病状态及治疗情况，是否在手术前处于稳定期或是否可以通过内科治疗达到稳定期或最佳状态。尤其要了解与麻醉有关的疾病如癫痫、高血压、脑血管意外、心脏病、冠心病、心肌梗死、哮喘、慢性阻塞性肺疾病、重症肌无力、强直性脊柱炎、肝炎、肾病、出血性疾病等；了解患者用药情况，如：降压药的类型、β受体阻断药、抗凝药、皮质激素、洋地黄类、利尿剂、降糖药、镇静安定药、单胺氧化酶抑制剂、三环类抗抑郁药等；有无手术麻醉史，了解对镇静镇痛药或局麻药敏感性、有无气管插管困难史、有无围术期不良反应如术中知晓、牙齿损伤、术后恶心呕吐、苏醒延迟等具体情况。小儿患者需询问在1周内是否有呼吸道感染症状，包括：咽喉痛、流鼻涕、干咳、体温在38.5℃以上、喉炎或喉部不适。

（3）个人史：是否吸烟、时程及量；是否嗜酒及使用安眠药；是否有药物滥用及吸毒史。鼓励患者术前2～4周减少吸烟，术前1周戒烟，以降低气道高反应性和围术期肺部并发症；嗜酒者可因戒断酒精诱发严重高血压、震颤、谵妄及抽搐，并会明显增加麻醉药用量；滥用药物者可导致心悸、心绞痛、消瘦和降低心律失常和惊厥的发作阈值。

（4）药物、食物过敏史：对存在多种药物及食物过敏的患者应谨慎选择麻醉用药，并做好因过敏导致不良事件的抢救准备。

2.体格检查：麻醉医师对患者的体格检查应全面，但也要突出重点。重点在判断围术期保持呼吸道通畅的难易程度、心脑肺的功能、脊柱及四肢的情况、穿刺点周围皮肤情况等。

一般状况：

①通过快速视诊患者观察其全身情况，包括：精神状态、意识情况、发育营养、畸形、贫血、脱水、浮肿、发绀、消瘦或肥胖等。

②测血压，对周围血管疾病患者应测定双侧上肢的血压，测脉搏的节律和频率。

③测呼吸的节律、频率、呼吸方式及脉搏血氧饱和度。

④了解体重、身高并计算体重指数（Body Mass Index，BMI），对于过度消瘦或极度肥胖的患者（表3-1）要警惕术中容易出现呼吸循环不良事件；小儿患者术前必须常规测量体重。BMI(kg/m²)＝体重(kg)/身高²(m²)。

表3-1 成人BMI分级标准

	WHO标准	亚洲标准	中国标准
偏瘦	<18.5	<18.5	<18.5
正常	18.5～24.9	18.5～22.9	18.5～23.9
超重	≥25	≥23	≥24
偏胖	25.0～29.9	23～24.9	24～27.9
肥胖	30.0～34.9	25～29.9	≥28
重度肥胖	25.0～39.9	≥30	—
极重度肥胖	≥40	≥40	≥40

并不是所有人都适用BMI分级，如：未满18岁、运动员、怀孕或哺乳中、正在重量训练、身体虚弱或久坐不动的老人。

第四节　手术患者病情分级

1.ASA 分级：根据美国麻醉医师协会（ASA）于麻醉前根据患者体质状况和对手术危险性进行分类，将患者分成六级（表3-2）。

表3-2　ASA 手术分级

分级	临床症状	死亡率
Ⅰ级	体格健康，发育营养良好，各器官功能正常	0.06%～0.08%
Ⅱ级	除外科疾病外，有轻度并存病，功能代偿健全	0.27%～0.40%
Ⅲ级	并存病情严重，体力活动受限，但尚能应付日常活动	1.82%～4.30%
Ⅳ级	并存病情严重，丧失日常活动能力，经常面临生命威胁	7.80%～23.0%
Ⅴ级	无论手术与否，生命难以维持24h的濒死患者	9.40%～50.7%
Ⅵ级	确认为脑死亡，其器官拟用于器官移植手术	—

1.Ⅱ级的患者接受麻醉和手术的耐受力良好；Ⅲ级患者麻醉有一定危险，麻醉前准备要充分，对麻醉期间可能发生的并发症要采取有效措施，积极预防；Ⅳ级患者的麻醉危险性极大，即使术前准备充分，围术期死亡率仍然很高；Ⅴ级为濒死状态，麻醉和手术都异常危险，不宜行择期手术。急诊手术需在 ASA 分级后加"E"。

2.手术风险分级标准（NNIS）：国际医疗质量指标体系通用的"手术风险分级"方法是按照美国"医院感染监测手册"中的"手术风险分级标准（NNIS）"将手术分为四级，即 NNIS0 级、NNIS1 级、NNIS2 级和 NNIS3 级，然后分别对各级手术的手术切口感染率进行比较，从而提高了该指标在进行比较时的准确性和可比性。

（1）手术切口清洁程度：

Ⅰ类手术切口（清洁切口）：手术野无污染；手术切口无炎症；患者没有进行气道、食道和/或尿道插管；患者没有意识障碍；Ⅱ类手术切口（清洁－污染切口）：上、下呼吸道，上、下消化道，泌尿生殖道或经以上器官的手术；患者进行气道、食道和/或尿道插管；患者病情稳定；行胆囊、阴道、阑尾、耳鼻手术的患者；Ⅲ类手术切口（污染切口）：开放、新鲜且不干净的伤口；前次手术后感染的切口；手术中需采取消毒措施（心内按摩除外）的切口；Ⅳ类手术切口（感染切口）：严重的外伤，手术切口有炎症、组织坏死，或有内脏引流管。

（2）ASA 麻醉分级。

（3）手术持续时间：手术风险分级标准根据手术的持续时间将患者分为两组：即为"手术在标准时间内完成组"和"手术超过标准时间完成组"。

表3-3　预计手术持续时间风险分组

分值	手术切口	麻醉分级	手术持续时间
0分	Ⅰ类切口 Ⅱ类切口	P1、P2	未超出3h
1分	Ⅲ类切口 Ⅳ类切口	P3、P4、P5	超出3h

手术风险分为四级。具体计算方法是将手术切口清洁程度、麻醉 ASA 分级和手术持续时间

的分值相加,总分 O 分为 NNIS－0 级,1 分为 NNIS－1 级,2 分为 NNIS－2 级,3 分为 NNIS－3 级(表 3－3)。

第五节 呼吸功能评估

1.呼吸困难分级(表 3－4):专指呼吸系统疾病引起的呼吸困难。

表 3－4 呼吸困难评价分级

O级	无呼吸困难症状
Ⅰ级	能较长距离缓慢平道走动,但懒于步行
Ⅱ级	步行距离有限制,走一或两条街后需要停步休息
Ⅲ级	短距离走动即出现呼吸困难
Ⅳ级	静息时也会出现呼吸困难

2.测量胸腔周径法:测量深吸气与深呼气时,胸腔周径的差别,超过 4cm 者为正常。

3.吹火柴试验:患者安静状态下,嘱其深吸气,然后张口快速呼气,能将置于 15cm 远的火柴吹熄者,提示肺储备功能尚可;不能吹熄者代表肺功能不佳;5cm 不能吹熄者提示肺功能差。

4.屏气试验:患者安静 5~10min 后,嘱其先做数次深呼吸,然后深吸气后屏住呼吸,记录其屏气时间,超过 30s 者表示正常;20s 以下者表示肺功能低下,对麻醉耐受力差。

5.吹气试验:嘱患者在深吸气后作最大呼气,若呼气时间≤3s 为正常,>5s 者表明存在阻塞性通气障碍。

凡呼吸困难分级已超过Ⅱ级,并体格检查明显异常者,术前还需进行详细的胸部 X 线检查及专业的肺功能检测。

6.术后呼吸衰竭预测评分(Arozullah 评分)(表 3－5－1 和表 3－5－2)。

表 3－5－1 术后呼吸衰竭预测评分

预测因子	分值（分）
腹主动脉瘤手术	27
胸科手术	21
神经外科、上腹部、外周血管手术	14
颈部手术	11
急诊手术	11
白蛋白<30g/L	9
尿素氮>10.7mmol/L	8
部分或完全的依赖性功能状态	7
COPD病史	6
年龄≥70岁	6
年龄60~69岁	4
手术时间>180min	10

表3-5-2 术后呼吸衰竭评分结果分析

Arozullah评分	术后急性呼吸衰竭的发生率（%）
≤10	0.5
11～19	1.8
20～27	4.2
28～40	10.1
>40	26.6

7.肺部听诊可协助诊断相关疾病,也可发现某些无症状的疾病。哮喘的患者术前仍伴有支气管痉挛性的哮鸣音,提示患者术前并未达到最佳准备状态。充血性心力衰竭患者肺部听诊存在啰音或哮鸣音,提示还存在亚临床性充血性心力衰竭。

第六节 心脏及大血管功能评估

1.心脏听诊(表3-6-1和表3-6-2)。

表3-6-1 心脏听诊杂音位置

杂音位置	提示病变部位
心尖部	二尖瓣
胸骨下剑突偏左或偏右处	三尖瓣
主动脉瓣区	主动脉瓣
肺动脉瓣区	肺动脉瓣
胸骨左缘3、4肋间	室间隔缺损

表3-6-2 心脏杂音性质

杂音性质	提示病变
心尖区粗糙的吹风样收缩期杂音	二尖瓣关闭不全
心尖区柔和而高调的吹风样杂音	相对性二尖瓣关闭不全
心尖区舒张中晚期隆隆样杂音	二尖瓣狭窄
主动脉瓣第二听诊区叹气样舒张期杂音	主动脉关闭不全
胸骨左缘第2肋间及其附近机器声样连续性杂音	动脉导管未闭
乐音样杂音	感染性心内膜炎及梅毒性主动脉关闭不全

2.常见循环系统病变体征(表3-7)。

表3-7 心脏瓣膜疾病病变常见体征

病变	视诊 （心尖搏动）	触诊 （心尖搏动）	叩诊	听诊
二尖瓣狭窄	二尖瓣面容,心尖搏动略向左移	左移,心尖部触及舒张期震颤	梨形心	心尖部S1亢进,较局限的递增型隆隆样舒张中晚期杂音,可伴开瓣音,P2亢进,肺动脉瓣区格-斯杂音
二尖瓣关闭不全	向左下移位	向左下移动,常呈抬举性	向左下扩大	心尖部S1减弱,心尖部有3/6级或以上较粗糙的吹风样全收缩期杂音,范围广泛,常向左腋下及左肩胛下角传导

| 二尖瓣狭窄 | 二尖瓣面容，心尖搏动略向左移 | 左移，心尖部触及舒张期震颤 | 梨形心 | 心尖部S1亢进，较局限的递增型隆隆样舒张中晚期杂音，可伴开瓣音，P2亢进，肺动脉瓣区格-斯杂音 |
| 二尖瓣关闭不全 | 向左下移位 | 向左下移动，常呈抬举性 | 向左下扩大 | 心尖部S1减弱，心尖有3/6级或以上较粗糙的吹风样全收缩期杂音，范围广泛，常向左腋下及左肩胛下角传导 |

3.美国纽约心脏病协会(NYHA)心功能分级及其临床意义(表3-8)。

表3-8　功能分级(NYHA)及其临床意义

心功能	临床表现	心功能及耐受力
I级	普通体力劳动、负重、快速步行、上下楼均不感到心慌气短	心功能正常
II级	可胜任轻体力活动，但不能跑步或较用力的工作，否则心慌气短	心功能较差。需谨慎围术期管理，麻醉耐受力尚可
III级	不能胜任轻体力活动，必须静坐或卧床	心功能不全。麻醉前应充分准备，围术期应避免任何加重心脏负担的行为
IV级	不能平卧，端坐呼吸。肺部听诊可闻及啰音，任何轻微活动均可出现心慌气短	心功能衰竭。麻醉耐受力极差，择期手术必须推迟

4.基利普(Killip)心功能分级(表3-9)。

表3-9　Killip心功能分级

I级	无心力衰竭，没有心功能失常的症状
II级	心力衰竭，诊断标准包括：啰音、S3奔马律和静脉高压，伴中下肺野湿啰音及肺充血
III级	严重的心力衰竭，伴满肺湿啰音及明显肺水肿
VI级	心源性休克，症状包括：收缩压≤90mmHg，外周血管收缩(少尿、发绀)

5.Goldman多因素心脏危险分级(表3-10)。

表3-10　Goldman多因素心脏危险分级

年龄>70岁	10
6个月以内心肌梗死	5
S3奔马律及颈静脉怒张	11
明显主动脉狭窄	3
ECG显示非窦性心律或房性早搏	7
室性早搏>5次/min	7
全身状态差	3
腹腔、胸腔或主动脉手术	3
急诊手术	3
总计	53分

Goldman评分共分5级:1级:0～5分,危险性<1%,死亡率为0.2%;2级:6～12分,危险性为7%,死亡率为2%;3级:13～25分,危险性为13%,死亡率为2%;4级:>26分,危险性为78%,死亡率〉56%。3级和4级的患者手术危险性较大,4级患者只能施行急诊手术。

6.Duke活动平板评分(表3-11):Duke活动平板评分是一经过验证的根据运动时间、ST段压低和运动中心绞痛程度来进行危险分层的指标。

Duke 评分＝运动时间(min)－5xST 段下降(mm)－4x 心绞痛指数。

心绞痛指数:0:运动中无心绞痛;1:运动中有心绞痛;2:因心绞痛需终止运动试验。

表 3－11　Duke 活动平板评分

Duke 评分	危险分级	1年病死率%
≥5分	低危	0.25
－10～4分	中危	1.25
≤－11分	高危	5.25

注:75 岁以上的老年人,Duke 评分可能会受影响。

7.明确患者代谢当量(metabolic equivalent,MET):1 名 40 岁,体重 70kg 的男子在静息状态下的基础氧耗量是 3.5mL/kg/min,即 1MET(表 3－12 和表 3－13)。

表 3－12　MET 评价简表

活动种类	活动情况	MET
静坐		1.0
步行	速度为4km/h	3.0
家务劳动	重活（如拖地）	4.5
跑步	速度为5km/h	8.0
登山	一般运动	11.0
跑步	速度为9km/h	15.0

表 3－13　MET 心功能评价结果

心功能评价结果	METs
优秀	≥10METs
良好	7～10METs
中等	4～7METs
差	<4METs

第七节　气道的评估

1."LEMON"原则:

(1)"L"为 Look,即视诊。

(2)"E"为 Evaluate,即实际测量评估。

(3)"M"为 Mallampatti Score,即马氏分级。

(4)"O"为 Obstruction,即评价是否存在气道梗阻性因素。

(5)"N"为 Neck mobility,即头颈活动度。

2.一般检查(Look):

(1)了解有无气道附近的手术外伤史:气管切开术后可导致气管瘢痕处狭窄、颅底骨折禁忌经鼻气管插管、头颈部外伤或放疗术后皮肤瘢痕挛缩等情况。

(2)肥胖、小下颌、门齿过长、巨舌、颈短、胸部过大。

3.评估(Evaluate)解剖特点(3－3－2法则)(图3－1):

(1)门齿间距(张口度)＞3指,可视喉镜下气管插管张口度＞2指也可完成。

(2)颏甲间距＞3指。

(3)甲状软骨切迹与舌骨的距离＞2指。

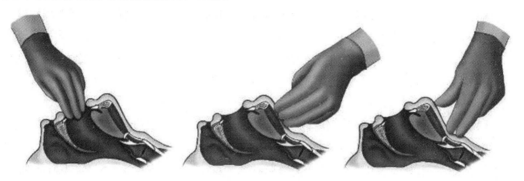

图3－1 气道评估3－3－2法则

4.Mallampatti分级:患者坐在麻醉医师的面前,用力张口伸舌至最大限度(不发音),根据所能看到的咽部结构,给患者分级(图3－2)。

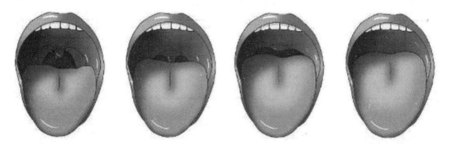

图3－2 气道评估—马氏分级

Ⅰ级:可以看到软腭、咽颚弓、悬雍垂及硬腭;Ⅱ级:可以看到软腭、悬雍垂及硬腭;Ⅲ级:仅能看到软腭和硬腭;Ⅳ级:仅能看到硬腭。

5.气道梗阻情况(Obstruction):

(1)肿瘤:口腔内肿瘤(扁桃体、会厌肿物及其他口腔内肿瘤)、气管内肿瘤等。

(2)脓肿:口腔内及头颈部感染导致脓肿及组织肿胀导致气道梗阻。

(3)血肿:颌面部外伤或手术术后出血导致气道梗阻。

(4)会厌炎:急性会厌炎导致呼吸困难,气道梗阻。

(5)甲状腺肿大:颈部甲状腺及其他肿物压迫气管,导致气管移位或气管压迫。

6.头颈活动度(Neck Mobility):

颈部屈伸度是指患者作最大限度地屈颈到伸颈的活动范围:正常值＞90°,从中立位到最大后仰位可达35°＜80°的患者,气管插管可能存在困难。

气道的狭窄及受压程度可通过影像学检查结果明确位置及程度。

7.气管软化试验——米瓦试验:

颈部巨大肿物长期压迫气管者,在手术肿物切除后气管会出现软化及塌陷症状,故术前需要进行相关的检查。米瓦试验分为米勒氏试验和瓦氏试验。

（1）米勒氏试验:嘱患者尽力呼气后关闭声门再做吸气动作后快速拍片。

（2）瓦氏试验:先训练患者,令其尽力吸气后关闭声门,并强力屏气后迅速拍片。上述两项试验拍片条件、位置、中心线及距离均应相同。正常人瓦氏法及米勒法气管管径平均差<2mm。凡管径相差≥3mm者,则可提示存在气管软化症。凡压迫气管使气管内径较正常<7mm者,发生气管软化的可能性较大。如已存在呼吸困难则需经 CT 检测测定气管狭窄处的内径来选择气管导管。

8.阻塞性睡眠呼吸暂停低通气综合征（obstructive sleep apnea－hypopnea syndrome,OSAHS）:睡眠时上气道塌陷阻塞引起的呼吸暂停和通气不足、伴有打鼾、睡眠结构紊乱,频繁发生血氧饱和度下降、白天嗜睡、注意力不集中等症状,并可导致高血压、冠心病、糖尿病等多器官多系统损害。

（1）呼吸暂停是指睡眠过程中口鼻气流停止≥10s;低通气（也称通气不足）是指睡眠过程中口鼻呼吸气流强度较基础水平降低≥30%,并伴有血氧饱和度的下降≥4%,持续时间≥10s 或口鼻气流强度较基线水平降低≥50%,并伴有动脉血氧饱和度下降≥3%或微觉醒,持续时间>10s。

（2）睡眠呼吸暂停低通气指数（apnea－hypopnea index,AHI）是指平均每小时睡眠中呼吸暂停和低通气的次数。

（3）病情严重程度分级（表 3－14）。

表 3－14　AHI 严重程度分级

分级	睡眠呼吸紊乱指数AHI（次/h）	最低血氧饱和度（%）
轻度	5～15	≥85
中度	16～30	65～84
重度	>30	<65

（4）Stop－Bang 评估表（表 3－15）。

表 3－15　Stop－Bang 评估量表

问诊项目	详细情况
打鼾	你是否大声打鼾（大过说话声音,或者隔着关闭的门也能听到）
疲劳	你是否白天感觉累、疲惫或者想睡觉
观察	是否有人观察到你睡觉时有呼吸停止现象
血压	是否曾经或者目前是高血压患者
体重指数	是否>35kg/m²
年龄	是否>50岁
颈围	颈围是否>40cm
性别	是否为男性

评分标准:有 3 项及以上回答为"是"的人为 OSAHS 高危人群,小于 3 项回答为"是"的为低风险。

第八节　实验室检查结果的判读

1.血常规：

(1)白细胞：正常值$(4\sim10)\times10^9/L$。可辅助感染、过敏等情况的诊断。

(2)红细胞：正常值男性为$(4.0\sim5.0)\times10^{12}/L$；女性为$(3.5\sim4.5)\times10^{12}/L$。

(3)血红蛋白(Hb)：正常值男性为$120g/L\sim160g/L$；女性为$110\sim150g/L$；新生儿为$170\sim200g/L$。如Hb$<80g/L$或Hb$>160g/L$，患者易发生休克及栓塞，需在术前予以纠正。贫血程度分级如下(表3-16)。

表3-16　贫血程度分级

贫血程度分级	Hb值
轻度贫血	90g/L<Hb值<正常值
中度贫血	60g/L<Hb值<90g/L
重度贫血	30g/L<Hb值<60g/L
极重度贫血	Hb值<30g/L

(4)红细胞比容应维持在$30\%\sim35\%$，有利于氧气向组织的释放。

(5)血小板：正常值$(100\sim300)\times10^9L$。血小板减少可出现自发性出血并增加手术出血量，同时也影响麻醉有创操作的实施。

2.尿常规：尿糖、尿酮体、尿蛋白、尿比重，尿量等信息。

(1)尿糖阳性，应考虑有无糖尿病，需进一步检查。

(2)尿蛋白：尿蛋白阳性应考虑有无肾实质性病变。

3.肝功能：血浆蛋白、胆红素、转氨酶测定。临床上通常使用child-pugh分级来评价肝功能(表3-17)。

表3-17　child-pugh肝功能分级

肝功能不全	轻度	中度	重度
血清胆红素（μmol/L）	<25	25~40	>40
血清白蛋白（g/L）	35	28~35	<28
凝血酶原时间增加（sec）	1~4	4~6	>6
肝性脑病分级	无	1~2	3~4
每项异常积分	1分	2分	3分
手术危险评估	小	中	大

4.肾功能：通过血尿素氮(BUN)、血清肌酐值(Cr)、内生肌酐清除率、离子等指标来评价肾脏功能。

肾功能不全分期(表3-18)：

表 3-18　肾功能不全分期

一期 （代偿期）	临床上肾功能虽有减退，但其排泄代谢产物及调节水、电解质能力仍可满足正常生理需要，并无明显症状，肾功能检查结果正常或偶有升高。血肌酐：$133 \sim 177 \mu mol/L$
二期 （肾功能不全期）	$60\% \sim 75\%$ 的肾单位已受损伤，肾脏排泄代谢产物时出现障碍，肌酐及尿素氮指标升高。临床上可出现贫血、疲乏等症状 血肌酐：$177 \sim 443 \mu mol/L$
三期 （肾功能衰竭期）	$75\% \sim 95\%$ 的肾单位已受损伤，已不能维持身体内环境的稳定，肌酐及尿素氮明显升高，临床症状加重，常合并有酸中毒 血肌酐：$443 \sim 707 \mu mol/L$
四期 （尿毒症期）	超过 95% 的肾单位已受损伤，临床症状严重，少尿或无尿、恶心呕吐、全身浮肿、恶性高血压、重度贫血等 血肌酐：$>707 \mu mol/L$

5.凝血功能检查：

(1)凝血酶原时间(PT)：是检查外源性凝血因子的一种过筛试验,同时是监测口服抗凝剂的首选指标。

(2)国际标准化比值(INR)：是患者凝血酶原时间(PT)与正常对照凝血酶原时间之比的 ISI 次方。同一份血样在不同实验室测得的 PT 值结果可能差异很大,但测得的 INR 值相同。所以国际上强调用 INR 来监测口服抗凝剂的用量。

(3)活化部分凝血活酶时间(APTT)：是检查内源性凝血因子的一种过筛试验,是监测普通肝素的首选指标。

(4)凝血酶时间测定(TT)：反映纤维蛋白原转换为纤维蛋白的时间。

(5)纤维蛋白原(Fib)：反映纤维蛋白原的含量。

(6)D-二聚体(DD)：来源于纤溶酶溶解的交联纤维蛋白凝块,主要反映纤维蛋白溶解功能。DD 的临床检测主要应用于静脉血栓栓塞(VTE)、深静脉血栓形成(DVT)和肺栓塞(PE)的诊断。

6.内分泌相关检查指标：

(1)血糖：一般空腹血糖值为 $3.9 \sim 6.1 mmol/L$。

(2)肾上腺肿物相关检查：可检查血液中肾素、去甲肾上腺素、肾上腺素及醛固酮的激素的水平,可辅助疾病的诊断。

(3)甲状腺功能检查：辅助诊断甲状腺功能亢进、甲状腺功能减退、甲状腺肿等疾病。如甲亢患者应计算基础代谢率：基础代谢率(%)=0.75×心率+0.74×脉压-72,正常值-10%～+10%。

7.血气及离子分析结果的判定：详见第六章第七节。

8.心脏功能及心肌损伤等化验室检查：脑钠肽(BNP)/脑自然肽氨基端前体蛋白(NT-proBNP)。

(1)BNP-B 型脑钠肽,主要来源于心室。它的含量与心室的压力、呼吸困难的程度,激素调节系统的状况相关。心室的体积和压力增高可导致血浆内 BNP 含量的升高,升高的程度与心室扩张和压力超负荷成正比。BNP 可作为慢性充血性心力衰竭的血浆标志物,用于早期诊断、程度的判断。当 BNP≥100ng/L 时可诊断慢性充血性心力衰竭,而<50ng/L 时可排除慢性充血性心力衰竭。

(2)NT-proBNP 与 BNP 二者来源相同并且等摩尔释放,但因为二者的清除途径与半衰期不同,所以在检测结果上有一定的区别。BNP 的半衰期是 22min,而 NT-proBNP 的半衰期为

120min。从临床检验的角度考虑,NT—proBNP在体外相对较为稳定,给检测带来方便;而从临床应用的角度考虑,BNP更短的半衰期更能及时反映患者病情的变化。NT—proBNP诊断急性心衰和排除诊断的按年龄分层的最佳临界值见表3-19。

表3-19　BNP临床诊断意义

项目	年龄（岁）	最佳界值
诊断急性心衰	<50	>450
	50~70	>900
	>75	>1800
排除急性心衰	非年龄依赖性	<300

第九节　临床检查结果的判读

一、12导联心电图

作为门诊及住院患者心脏评估的初筛检查,也是常规必备检查。

1.窦性心律不齐:多见于儿童,一般无临床重要性。窦性心律不齐是由于自主神经对窦房结的张力强弱不均匀所致。但如见于老年人则可能与冠心病相关,提示患者可能有冠心病病史。

2.窦性心动过缓:可见于正常人群,经常运动人群;注意是否是药物作用(如β受体阻滞剂及强心苷等药物);老年人合并窦性心动过缓时应询问是否有一过性晕厥或黑蒙病史,或通过适当运动观察是否有心率的增加。如有晕厥或黑蒙病史应进一步进行24h心电图及心脏其他相关检查。

3.窦性心动过速:可见于精神紧张、激动、体温升高、血容量不足、药物影响、心脏病变等,应分析原因后评估及处理。

4.室上性心动过速:多见于非器质性心脏病,也可见于器质性心脏病,如甲状腺功能亢进等。对症状严重、有器质性心脏病或发作频繁者,除病因治疗外,在麻醉前应控制急性发作。

5.期前收缩(早搏):偶发早搏(房早及室早)一般无明显临床意义,但如果发生在40岁以上的患者,尤其是早搏的发生与体力活动密切相关,则可提示存在器质性心脏病。如室性早搏频发(>5次/min)或呈二联律、三联律或成对出现、或呈多源性、或出现在前一心搏的T波上(R—on—T)易演变成室性心动过速,此时需进一步查找病因并进行治疗,如择期手术可适当推迟。

6.心房颤动:常见于风心病、冠心病、高血压性心脏病、肺心病等患者,可导致严重的血流动力学紊乱、心绞痛、昏厥、体循环栓塞和心悸不适等临床表现。术前的房颤患者不一定需要进行电复律或药物复律治疗,但应将心室率控制在100次/min以下。另外需要行心脏彩超明确心房内是否存在附壁血栓及评价心脏功能情况。

7.房室传导阻滞:

(1)右束支传导阻滞多属良性改变,一般无心肌病,手术麻醉可无特殊准备。

(2)左束支传导阻滞多提示有心肌损伤,常见于冠心病、心肌病等患者。由于左束支接受左右冠脉双重血供,所以完全性左束支传导阻滞往往提示心脏病变范围较大。需进一步对原发心脏疾病进行评估,并结合临床表现,尤其是晕厥或黑蒙病史综合评估患者情况及是否需要安装起搏器。

(3)一度房室传导阻滞一般不增加麻醉与手术的风险;二度房室传导阻滞Ⅰ型(莫氏Ⅰ型)心率<50次/min,可考虑安装心脏起搏器;二度Ⅱ型及三度房室传导阻滞术前需安装心脏起搏器。

二、心脏彩超及超声心动图

心脏彩超为超声波检查心脏的统称,即应用B超、M型、多普勒等多种技术对心脏进行检查,以明确心内结构、血流情况、心脏功能,达到对心脏疾病进行诊断的目的。

1.适应证:

(1)明确心脏位置及其与其他内脏的位置关系。

(2)明确心脏结构异常疾病:心腔(大小)、瓣膜(狭窄或关闭不全)、间隔、流出道(狭窄)、大血管、心肌(肥厚)、心内结构异常。

(3)心脏血流动力学改变:各个瓣膜反流及分流情况、跨瓣压差等。

(4)心包疾病:半定量心包积液、心包炎症及肿瘤等。

(5)心脏收缩及舒张功能改变。

2.心脏彩超二维指标(表3-20)。

表3-20 心脏超声各项指标参考值

指标	参考值	指标	参考值(mm)
主动脉瓣内径(AO)	<30mm	肺动脉瓣内径(PA)	12~26
室间隔厚度(IVS)	6~12 mm	左室后壁厚度LVPW	6~12
左室内径(LV)	45~50 mm	左房内径(LA)	<30
右室内径(RV)	7~23mm	右房内径(RA)	33~41
右室流出道(RVOT)	<20 mm	—	—

3.左心功能监测(表3-21)。

表3-21 心脏超声各项指标参考值

指标	参考值	指标	参考值
舒张末期容量(EDV)	108±24mL	收缩末期容量(ESV)	45±16mL
舒张末期内径(LVD)	35~55mm	收缩末期内径(LVS)	20~40mm
射血分数(EF)	50%~70%	缩短分数(FS)	30%~45%
E峰与A峰比值E/A	>1	每搏输出量(SV)	70~90mL

缩短分数(FS)=(左室舒张末期内径-左室收缩末期内径)/左室舒张末期内径。

4.其他指标(表3-22)。

表3-22 心脏超声各项指标参考值

指标	参考值	指标	参考值
二尖瓣瓣口面积(MVA)	4~6cm²	主动脉瓣口面积(AVA)	2.5~3.5cm²
肺动脉压力(PAP)	15~28mmHg	Nakata指数(PAI指数)	>330mm/m
—		Mcgoon指数	>2.0

（1）Nakata 指数（PAI 指数）＝左右肺动脉截面积之和/体表面积；

（2）Mcgoon 指数＝左右肺动脉直径之和/膈肌水平主动脉直径。

5.异常数值：

（1）二尖瓣狭窄（表 3－23）。

表 3－23　二尖瓣狭窄程度分级

部位	程度	瓣口面积（cm²）
二尖瓣狭窄	最轻	≤2.5
	轻度	2.0～2.4
	轻中度	1.5～1.9
	中度	1.0～1.4
	重度	0.6～1.0
	极重度	<0.5

（2）主动脉瓣狭窄（表 3－24）。

表 3－24　主动脉瓣狭窄分级

部位	程度	瓣口面积（cm²）	跨瓣压差（mmHg）
主动脉瓣狭窄	轻度	1.1～1.6	20～50
	中度	0.75～1.0	20～50
	重度	<0.75 cm²	50～150

（3）左心室功能分级（表 3－25）。

表 3－25　左心室功能分级

部位	程度	EF值（%）
左室功能（LVEF）	轻度	40～50
	中度	30～40
	重度	<30

（4）心包积液程度（表 3－26）。

表 3－26　心包积液程度分级

部位	程度	积液深度（mm）	积液量（mL）	积液部位
心包	微量	2～3	<50	房室沟、下后壁
	少量	3～5	50～100	下后壁
	中等量	5～10	100～300	房室沟、下后壁、心尖区
	大量	10～20	300～1000	整个心腔
	极大量	20～60	1000～4000	明显摆动

（5）肺动脉压力分级（表 3－27）。

表 3－27　肺动脉压力分级

部位	程度	数值（mmHg）
肺动脉高压	轻度	30～50
	中度	50～70
	重度	>70

三、肺功能检查

肺功能检查对于胸科手术、腹部手术及围术期风险评估有重要意义。研究表明肺功能异常患者胸腹部手术后肺部并发症(PPCs)发生率为20%～70%,胸腹部开放性手术(尤其是上腹部手术)对术后的肺功能影响显著。腹部手术后PPCs的发生率由高到低依次为胃十二指肠43.2%、结肠34.4%、小肠28.9%、肝胆胰24.9%、其他手术23.5%、阑尾手术5%。

1.术前肺功能检查的适应证:年龄>70岁、肥胖患者、胸科手术、上腹部手术、吸烟史、任何肺部疾病史。肺功能检查的结果与患者的理解及配合程度有关,具有一定的主观性,临床结果的判读应结合床旁肺功能简易检查及血气分析综合判断。

2.常用的肺功能检查指标有用力肺活量(FVC)、第一秒用力呼气量FEV1、第一秒用力呼气率(FEV1%)、分钟最大通气量(MVV)、RV/TLC。上述参数通常以占预计值的百分数表示,预计值则以年龄、性别、身高校正后得出。二者比值在80%～120%为正常。

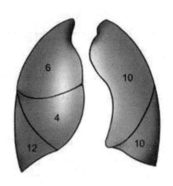

(1)用力肺活量(FVC)及时间肺活量(FEV1)。FVC是指深吸气至肺总量位,然后用力快速呼气直至残气位,所测得的肺活量称之。同时测定1、2、3s时间内呼出的气量,并分别称为第一秒用力呼气量(FEV1)、第二秒用力呼气量(FEV2)、第三秒用力呼气量(FEV3)表示。

(2)FEV1%:将FEV1/FVC称为第一秒用力呼气率。FVC及FEV1对开胸手术及肺叶切除术得预测值比较大,比较使用支气管舒张剂前后得FVC及FEV1能有效地反映肺功能改善程度。轻度气道阻塞:FEV1/FVC<70%,FEV1>80%预测值。中度气道阻塞:FEV1/FVC<70%,30%预测值<FEV1<80%预测值。重度气道阻塞:FEV1/FVC<70%,FEV1<30%预测值。

(3)分钟最大通气量(MVV)。以最大的速度与幅度呼吸15s,呼出的总气量乘以4,即为MVV。我国成年人正常男性约100L,女性约80L。MVV%=(MVV实测值/MVV预测值)×100%;MVV%>80%通气功能正常;60%<MVV%<79%通气功能轻度降低;40%<MVV%<59%通气功能中度降低;MVV%<39%通气功能重度降低。当MVV%<50%时,PPCs的发生率和死亡率大大增加。MVV降低是阻塞性、限制性通气功能障碍、肌力、营养状况等综合因素的反映,对肺叶或全肺切除术的预测比FVC和FEV1%更敏感。

(4)残气量(RV)与肺总量(TLC)的关系:残气量/肺总量比(RV/TLC%)正常值<25%;26%<RV/TLC%<35%轻度肺气肿;36%<RV/TLC%<45%中度肺气肿;46%<RV/TLC%<55%重度肺气肿;RV/TLC%>55%极重度肺气肿。

(5)一氧化碳弥散率(DLCO):是衡量气体交换量的最有效指标,与肺泡-毛细血管间的交换有效面积相关。DLCO 的降低多与肺组织广泛损害、如肺水肿、肺纤维化等病理情况相关。

(6)手术耐受力最低标准:FEV1>40%预计值且 FEV1%>50%;MVV>50%预计值;DLCO>50%预计值;RV/TLC%<40%。

(7)术后预计 FEV1%(PPO—FEV1%)。PRO—FEV1%=术前 FEV1%X(1—切除的功能性肺组织所占的百分数)。估计功能性肺组织百分比的方法是将两肺分为 42 段,右肺上中下叶各有 6、4、12 段,左肺上下叶各有 10 段(图 3—2 左右两肺肺段分布示意图

目前临床上广泛接受的保证肺叶切除术后长期存活的最低标准为:FEV1%>50%;PRO—FEV1%>40%;PaCO_2<50mmHg;MVV>40%预计值;FEV1>1.6L。肺通气功能障碍的类型有阻塞性通气功能障碍、限制性通气功能 4 障碍和混合型通气功能障碍。阻塞性通气功能障碍以流速(FEV1%)降低为主,而限制性通气功能障碍以肺容量(如 VC)减少为主,混合性则二者兼而有之。

第十节　血栓栓塞性疾病的评估

一、下肢血管超声检查

下肢深静脉血栓(DVT)形成是下肢静脉回流障碍性疾病的一种,它是在各种因素作用下静脉通道回流受阻而引起的一系列临床综合征。DVT 一旦脱落可导致肺栓塞(PE),PE 是 DVT 最严重的并发症。

1.DVT 的病因:与静脉血流滞缓(肢体制动或长期卧床的患者)、静脉壁损伤(外伤、手术、感染等)及血液高凝状态(肿瘤、妊娠等)有关。任何一个单一因素往往不足以致病,常常是两个或三个因素综合作用造成深静脉血栓形成。

2.Autar 量表(表 3-28-1~表 3-28-3):DVT 风险预测。

Autar 量表由 7 个危险因素和危险度分级模块组成,危险因素分别是年龄、体重指数、活动度、特殊危险因素、创伤、外科手术以及高风险疾病,每种危险因素下设项目并赋分。

表 3-28-1　Autar 量表

年龄（岁）	分值（分）	体重指数（BMI）	分值（分）	活动	分值（分）
10~30	0	<18.5	0	自由活动	0
31~40	1	18.5~22.9	1	自行使用助行工具	1
41~50	2	23~24.9	2	需要他人协助	2
51~60	3	25~29.9	3	使用轮椅	3
61~70	4	≥30	4	绝对卧床	4
70以上	5				

表 3 - 28 - 2　Autar 量表

创伤风险（术前）	分值（分）	特殊风险	分值（分）
头部受伤	1	口服避孕药	1（20～25岁） 2（>35岁）
胸部受伤	1	激素治疗	2
脊柱受伤	2	怀孕/产褥期	3
骨盆受伤	3	血栓形成	4
下肢受伤	4	——	——

表 3 - 28 - 3　Autar 量表

高危疾病	分值（分）	高危疾病	分值（分）
溃疡性结肠炎	1	急性心肌梗死	4
红细胞增多症	2	恶性肿瘤	5
静脉曲张	3	脑血管疾病	6
慢性心脏病	3	静脉栓塞病史	7

风险等级评估：Autar 评分≤10 分为低风险；10～14 分为中风险；≥15 分为高风险。

3.Wells 评分（表 3 - 29）：DVT 风险评估。

表 3 - 29　Wells 评分量表

临床特征	分值（分）
1.癌症活动期（近6个月内接受治疗或当前姑息治疗）	1
2.偏瘫，轻瘫或最近下肢石膏固定	1
3.近期卧床≥3天或近12周内行大手术（全麻或局麻）	1
4.沿深静脉走行有局限性压痛	1
5.整个下肢肿胀	1
6.肿胀小腿周径至少大于无症状侧3cm（胫骨粗隆下10cm测量）	1
7.凹陷性水肿（症状仅限于腿）	1
8.浅静脉侧支（非静脉曲张）	1
9.既往DVT史	1
10.至少可能和DVT相当的其他病因诊断*	-2
总分	——

　　*其他病因诊断包括：肌肉损伤、慢性水肿、浅静脉炎、血栓后综合征、关节炎、慢性静脉功能不全、蜂窝组织炎、腘窝囊肿、骨盆肿瘤、术后肿胀、多种混杂因素。

　　本评估表用于 DVT 临床可能性评估，单独使用 Wells 评分不能安全的排除 DVT；总分＜2分，不太可能发生 DVT；总分≥2 分，很有可能发生 DVT。另外 Wells 评分联合 D－二聚体可以对 DVT 辅助诊断，总分≤1 分且 D－二聚体阴性可排除 DVT 诊断；总分≥2 分且 D－二聚体阳性，考虑 DVT 诊断。

　　4.修订 Genevar 评分（表 3 - 30）：PE 预测。

表 3 - 30　修订 Genevar 评分

风险因素	分值（分）
年龄超过65岁	1
既往DVT或PE病史	3
手术（全身麻醉下）或1个月内骨折（下肢）	2
活动性恶性疾病（实体或血液系统，目前活跃或治愈<1年）	2
单侧下肢疼痛	3
咯血	2
心率75~94次/min	3
心率≥95次/min	5
下肢深静脉触诊疼痛和单侧水肿	4

分评估：低风险：0~1分；中风险：2~6分；高风险：≥6分。

综合以上评估量表，对于中高危的患者术前有必要行下肢血管超声检查，同时在围术期预防DVT 及 PE 的发生。如果超声检查明确有 DVT 的患者行择期手术前应放置深静脉滤网，以防止发生 PE。

二、颈动脉及椎基底动脉超声检查

颈动脉内膜斑块的形成与年龄、吸烟、高血压病史、糖尿病病史、高血脂病史相关。其危险主要在于不稳定性斑块，也就是在血管壁上不牢固容易脱落的斑块。当斑块整块或部分脱落后就成了血流中的栓子，随血流到达大脑堵塞脑动脉，导致栓塞事件造成脑卒中，甚至危及生命。

预防脑梗死，就必须重视颈动脉斑块的预防，要筛查颈部动脉超声，积极采取干预措施。研究表明，颈动脉内膜中层厚度每增加 0.1mm，心肌梗死危险增加 10%～15%，脑卒中的危险增加13%～18%。尤其是超声显示低回声的软斑块及不稳定斑块更容易脱落导致脑卒中。

建议 40 岁以上特别是患有高血压、糖尿病、高血脂、肥胖、吸烟的人群筛查颈动脉彩超。

第十一节　神经系统功能评估

1.格拉斯哥昏迷评分法（Glasgow Coma Scale,GCS）（表 3 - 31）。

表 3 - 31　格拉斯哥昏迷评分

睁眼反应（E）	记分（分）	语言反应（V）	记分（分）	运动反应（M）	记分（分）
				能执行检查者命令	6
				能指出疼痛部位	5
可自动睁眼	4	回答正确	5	刺激时躲避	4
声音刺激后睁眼	3	回答错乱	4	刺激时肢体屈曲	3
疼痛刺激后睁眼	2	语言不清	3	（去皮层强直）	
无反应	1	只能发音	2	刺激时肢体过伸	2
		无反应	1	（去大脑强直）	
				无反应	1

轻型：总分 13~15 分（伤后意识障碍在 20min 以内）。

中型：总分 9~12 分（伤后意识障碍 20min~6h 以内）。

重型:总分 3～8 分(伤后昏迷或再次昏迷在 6h 以上)。

2.肌力检查方法:嘱患者两侧上下肢各关节屈伸等运动,观察其运动范围是否正常,能否克服检查者所给予的阻力,肌力的评价采用 0 级～5 级的分级法(表 3‐32)。

表 3‐32　肌张力分级

肌力分级	临床检查症状
0级	肌肉完全没有收缩
1级	肌肉可收缩,但不能使肢体移动
2级	肌体可在床上作自主运动,但不能做对抗地心引力的抬起动作
3级	肌体可抗地心引力,抬离床面,但不能克服外加阻力
4级	能做抗阻力的运动,但较正常差
5级	正常肌力

3.脑认知功能的评估:

认知是认识和知晓事物过程的总称,是人类大脑所特有的高级功能。认识是指人在对客观事物的认识过程中,对感觉输入信息的获取、编码、操纵、提取和使用的过程,是输入和输出之前发生的内部心理过程。认知包括注意、知觉、思维、记忆及执行等。

部分手术患者在术后会出现认知功能障碍。认知障碍是大脑在摄取、存储、重整和处理信息的基本功能上出现的异常表现,包括判断力差、注意障碍、记忆障碍、推理能力降低、执行功能障碍、交流困难等。认知功能评定的实施包括以下几点:

(1)筛查法:从总体上大致检查出患者是否存在认知障碍的方法,例如简易精神状态检查量表(MMSE)、蒙特利尔认知评定(MoCA)。

(2)成套测验法:用于认知功能较全面的定量测定,当分值低于正常范围时,提示该患者存在认知障碍。例如洛文斯顿作业认知评定成套试验、Halstead‐Reitan 神经心理学成套测试、韦氏记忆量表等。

(3)功能检查法:通过直接观察患者从事日常生活活动的情况,评定相关认知功能障碍程度。可更准确、直接地评估认知功能障碍对患者实际生活的影响情况。例如 Arnadottir 作业疗法——日常生活活动神经行为评定。

(4)特异性检查法:对认知障碍进行特异性诊断,评定患者属于哪一种特殊类型的认知障碍,以制定康复治疗计划。例如绘钟测试、威斯康星等。

第四章 麻醉方式的选择

我们通常根据用药方式或麻醉范围将临床麻醉分为局部麻醉、全身麻醉和复合麻醉。全身麻醉即全身麻醉药物通过吸入或注射的方式作用于患者中枢神经系统，使患者意识消失、感觉消失、反射抑制、肌肉松弛。局部麻醉又称为部位麻醉，是指在患者神志清醒状态下，将局麻药应用于身体局部，使机体某一部分的感觉神经传导功能暂时被阻断，运动神经传导保持完好或同时有程度不等的被阻滞状态，而且这种阻滞应是完全可逆，且不引起任何组织损害的。复合麻醉是指在一次临床麻醉中同时或先后应用两种或两种以上的麻醉药物或麻醉技术，以达到完善的术中和术后镇痛及满意的外科手术条件。目前随着快速康复外科的发展，复合麻醉所展现出的各种优点逐渐得到各专家学者及临床工作者的共识，成为快速康复外科不可或缺的一员。

第一节 局部麻醉

人体的外周神经是指脑和脊髓以外的所有神经，包括神经节、神经丛、神经干和终末神经。由脑发出的外周神经称为脑神经，由脊髓发出的外周神经称为脊神经；根据神经支配的区域可将外周神经分为躯干神经和内脏神经；根据神经传导方向又可分为传入神经（感觉神经）和传出神经（运动神经）。脑神经及脊神经均包括感觉神经和运动神经。另外内脏神经还可分为内脏感觉神经（自主神经或植物神经）和内脏运动神经（交感神经及副交感神经）。神经纤维有粗细之分，直径在十分之几 um 到 $100\mu m$ 之间；另外根据是否有髓鞘包裹分为有髓神经和无髓神经。基于外周神经的组织学差异，相同浓度的局麻药作用于不同部位，不同类型神经就会产生不同的阻滞效果。

所以我们将通过使用局麻药物的位置和方法将局部麻醉分为：表面麻醉、局部浸润麻醉、区域阻滞麻醉、神经阻滞麻醉（神经丛阻滞、神经干阻滞）及椎管内麻醉。我们临床上提到的局部麻醉一般是由外科医生来完成，主要包括前三种。而神经阻滞麻醉及椎管内麻醉在广义上也属于局部麻醉范畴，则是由麻醉医生来完成，但内容相对比较复杂，我们会在后续的章节进行相关的介绍。局部麻醉的优点包括简便易行、安全、患者清醒、并发症少和对患者生理功能影响小（相对于全麻而言）。

一、局部麻醉药作用机制及分类

局麻药主要是阻断了神经细胞 Na^+ 的内流，从而使神经纤维的兴奋阈升高、传导速度减慢、延长动作电位的不应期，最后完全丧失产生动作电位即传导神经冲动的能力。

常用局麻药的分子结构是由芳香族环、氨基团和中间链三部分组成。而中间链可为酯链或酰胺链，根据中间链的不同可将局麻药分为酯类和酰胺类两类。酰胺类局麻药在肝内由线粒体 P450 酶代谢（N－脱烷基化和羟基化），代谢速度通常低于酯类局麻药的水解反应。肝功不全者（如肝硬化）或肝血流量减少（如充血性心力衰竭、应用 β 或 H2 受体阻滞剂）会降低代谢速度，增加血药浓度，患者易出现系统性毒性反应。酯类局麻药主要被血浆假性胆碱酯酶（Pseudocholinesterase）水解，如有先天假性胆碱酯酶（是由肝脏产生，能正确反映肝脏功能）质量异常或因肝硬化严重贫血恶病质和晚期妊娠等引起该酶量减少者,酯类局麻药的用量都应减少,另外普鲁卡因等酯类局麻药易产生过敏反应。所以临床上将局麻药分类通常采用以下两种方式:

(一)根据化学结构分类

1.酯类:普鲁卡因、氯普鲁卡因及丁卡因等。

2.酰胺类:利多卡因、布比卡因、罗哌卡因、左布比卡因等。

(二)根据作用时间分类

1.短效:普鲁卡因、氯普鲁卡因等。

2.中效:利多卡因等。

3.长效:丁卡因、布比卡因、罗哌卡因、左布比卡因等。

(三)局麻药与肾上腺素配伍

临床上常在局麻药中加入1:20万～1:30万的肾上腺素,以延长局麻药的作用时间并减少单位时间内机体对局麻药物的吸收量。1:20万的比例是指质量比,配置方法是20mL的局麻药液中加入0.1mL的肾上腺素原液。近期的麻醉新进展中提出1:40万比例的肾上腺素效果更佳。需注意下列情况时局麻药中不可加入肾上腺素:

1.手指、足趾、阴茎等处手术。

2.气管内表面麻醉,因为肾上腺素可引起气管平滑肌扩张,加速局麻药的吸收。

3.老年患者、甲状腺功能亢进、糖尿病以及周围血管痉挛性疾病的患者。

4.采用氟烷全麻的患者,辅以局麻药时不应加入肾上腺素,以防发生严重的心律失常。

二、局部麻醉药毒性反应及临床处理

局麻药误入血管内或单位时间内吸收入血的局麻药剂量过大,或患者全身营养状态差、肝肾功能不全,使血液中局麻药浓度过高引起毒性反应,主要表现为中枢神经系统毒性和心血管功能障碍。

(一)中枢神经兴奋型

1.轻度中毒:有多语、寒战、面色红润、血压升高及脉搏加快等体征,另外患者会自述有耳鸣、眼花、头痛等症状。

2.中度中毒:患者出现烦躁不安、恶心呕吐、眼球及颜面部有不由自主的肌肉抽动或震颤、轻度发绀、血压升高、脉搏变慢。

3.重度中毒:患者肌肉抽搐呈全身强直、阵挛性惊厥、频繁发作者有明显发绀及呼吸困难。

(二)中枢抑制型

表现为神情淡漠、嗜睡或昏迷。血压逐渐下降,心动过速至心率缓慢,心音低弱。呼吸浅慢至完全停止。

(三)虚脱型

由于心肌收缩力下降,心率缓慢,心排血量减少,出现面色苍白、四肢厥冷、大汗淋漓、脉细速、血压下降等休克症候群。神志昏迷或抽搐。

(四)过敏反应

除上述症状体征以外,尚可有皮疹、荨麻疹、黏膜水肿、喉水肿、支气管痉挛或急性肺水肿。上中毒反应的鉴别在于药量很小而立即出现类似中毒的严重反应。在临床常用的局麻药中我们需要特别注意的是布比卡因的心脏毒性和利多卡因的神经毒性,所以在局麻药使用的过程中一定要勤回抽、勤观察,并掌握局麻药的正确使用方法。局麻药毒性反应不能完全避免,所以早发现早处理才是保证临床安全的关键。

（五）局麻药中毒的处理

1.立即停止使用局麻药,保持患者呼吸道通畅,面罩吸氧。轻度毒性反应多为一过性,吸氧观察即可,一般无须特殊处理。

2.患者出现烦躁、惊恐、肌肉抽搐、惊厥者可静脉注射安定 10mg 或咪唑安定 4mg,同时面罩加压给氧辅助呼吸。惊厥严重经上述处置仍未得到控制者,可辅用肌肉松弛剂,进行气管插管,行人工通气。Weinberg 及同事在 1998 年提出,在临床上被广泛使用的静脉营养液——脂肪乳剂有可能在局麻药中毒的救治中扮演着极其重要的角色,随后国内外也有许多将脂肪乳用于局麻药中毒治疗的病例报道。临床上也可以应用 1% 丙泊酚进行局麻药中毒的治疗,剂量在 1mg/kg 左右即可控制惊厥状态。

3.对症治疗:对血压、心率变化进行及时的处理,维持血流动力学的稳定。

三、常用局麻药

（一）普鲁卡因（奴佛卡因,procaine,Novocaine,Planocaine）

1.化学结构为对氨基苯二乙胺乙醇,为对氨苯甲酸酯族药物的代表。它的局部麻醉时效短,一般仅能维持 45～60min;pKa 高,在生理 pH 范围呈高解离状态,故其扩散和穿透力较差。小剂量对中枢神经系统产生抑制,出现嗜睡和痛觉反应迟钝。

2.毒性作用最小,安全性高,扩散和穿透力较差,故不适用于表面麻醉。

3.用法及用量:0.25%～1.0%普鲁卡因溶液,适合用于局部浸润麻醉,其他神经阻滞可用 1.5%～2.0%溶液,一次注入量以 1g 为上限。3%～5%溶液可用于蛛网膜下腔阻滞,一般剂量为150mg,不能再提高浓度,以免造成脊髓损伤。在行局部浸润或神经阻滞时可加入 1:20 万～1:30 万的肾上腺素。

（二）丁卡因（地卡因,邦妥卡 Tetracaine,Pontocaine,Amethocaine,Dicaine）

1.丁卡因化学结构是以丁氨基取代普鲁卡因芳香环上的对氨基,并缩短其烷氨尾链。它是一种长效局麻药,起效时间 10～15min,作用时效可长达 3h 以上。穿透力和扩散性较强,故临床上丁卡因适用于表面麻醉。其麻醉效能为普鲁卡因的 10 倍,毒性也是普鲁卡因的 10 倍,其水解速度较普鲁卡因慢 2/3。

2.用法及用量:眼科常以 1%等渗液作为角膜表面麻醉使用,鼻腔和气管黏膜的表面麻醉常用2%溶液。硬膜外腔阻滞可用 0.2%～0.3%溶液,一次用量≤40～60mg,目前已很少单独使用于椎管内麻醉。

（三）利多卡因（塞罗卡因,Lidocaine,Lignocaine,Xylocaine）

1.利多卡因为氨酰基酰胺类中效局麻药。临床应用广泛,具有起效快、弥散广、穿透性强、无明显扩张血管作用的特点。其毒性随药物浓度而增加,在相同浓度下,0.5%浓度与普鲁卡因相似;1%浓度则较普鲁卡因大 40%;2%浓度则较普鲁卡因大 1 倍。除了用于麻醉目的外,还作为抗心律失常类用药,静脉注射或静脉滴注辅助治疗室性心律失常。

2.用法及用量:口咽及气管表面麻醉可用 4% 溶液(幼儿则用 2% 溶液),用量<200mg,起效时间为 5min,时效约可维持 15~30min。0.5%~1% 溶液用于局部浸润麻醉,时效可达 60~120min。神经阻滞应用 1%~1.5% 溶液,起效约需 10~20min,时效可达 120~240min。硬膜外和骶管阻滞则用 1%~2% 溶液,出现镇痛作用约需 5min,达到完善的节段扩散约需 16min,时效为 90~120min。

3.神经阻滞和硬膜外阻滞,成人一次用极量为 400mg,加用肾上腺素时极量可达 500mg。硬膜外阻滞用量 400mg 时,其血药浓度可达 2~4μg/mL。血药浓度超过 5μg/mL 可出现毒性症状,血药浓度超过 7μg/mL 出现惊厥症状。

(四)布比卡因(丁吡卡因,丁哌卡因,Bupivacaine,Marcaine)

1.布比卡因的结构与甲哌卡因相似,其氮己环上加 3 个甲基侧链,使其脂溶性与蛋白质结合力增加,毒性反应仅为甲哌卡因的 1/8。正常人的消除半衰期约为 8h,新生儿长达 9h。布比卡因的镇痛作用时间较利多卡因、甲哌卡因长 2~3 倍,较丁卡因长 25%。本药作用强,但毒性也较大,循环虚脱往往与惊厥同时发生,一旦心脏停搏,复苏极其困难。

2.临床常用浓度为 0.25%~0.75% 溶液,成人安全剂量为 150mg,极量为 225mg。胎儿/母亲的浓度比率为 0.30~0.44,故对产妇应用较为安全,对新生儿无明显抑制。但除分娩外,妊娠过程中应慎用本药,可引起胎儿出现心动过缓,还可伴发酸中毒。美国麻省总医院《临床麻醉手册》中已明确 0.75% 的布比卡因禁用于剖宫产麻醉,用于宫颈旁阻滞麻醉也被列为禁忌。

3.用法及用量:0.25%~0.5% 溶液适用于神经阻滞,最大剂量为 200mg;0.5% 等渗溶液可用于硬膜外阻滞,成人安全剂量 150mg,极量每次 200mg,每天 400mg。各浓度配成轻、中、重比重浓度,可用于脊髓麻醉,用量≤15mg。

4.酰胺类局麻药的药代动力学和毒性存在镜像体选择性,布比卡因是左旋体和右旋体等量混合的消旋体型,美国 FDA 于 1972 年批准布比卡因用于麻醉镇痛,起效较快,作用时间长,可通过改变药物浓度而产生感觉和运动神经分离阻滞,可用于腰麻和硬膜外麻醉。但毒性较大,尤其心脏毒性,如误入静脉或用药量大,可致心脏停搏,且难以复苏。目前临床多用左布比卡因替代。其旋光异构体左布比卡因于 1999 年被批准上市,具有心脏和神经系统毒性小的优势,尽管盐酸左布比卡因属于长效局麻药,但由于半衰期仍然较短,麻醉作用持续不长,镇痛时间仅可维持 5h 左右。因此,盐酸左布比卡因的长效制剂是其剂型开发的热点。左布比卡因的作用持续时间为 300~420min,一次极量为 150mg。

5.两种新型长效布比卡因麻醉药已经进入临床试验阶段:布比卡因多囊脂质体注射混悬液(EXPAREL)已经获得美国政府食品与药品管理总署(Food and DrugAdministration,FDA)批准,其是非阿片类局部镇痛药,通过脂质体(多囊脂质体)形式进行布比卡因传输,缓解疼痛长达 72h;盐酸左布比卡因原位凝胶注射剂(SABER-布比卡因)目前尚未获得 FDA 批准,正进行Ⅲ期临床试验,其递质是由酯化糖衍生物、乙酸异丁酸蔗糖酯(SAIB)和苯甲醇组成的复合物。这两种局部麻醉药的作用时间均可持续 3 天;已经有人开始研究将其用于单个或多个平面的肋间神经或椎旁阻滞;随着布比卡因的旧貌换新颜,一些外科医生也对放置椎旁阻滞导管产生了兴趣,与硬膜外导管仅在末梢开孔不同,新型椎旁导管通过多孔"浸润式"给药,能促进局麻药在椎旁的扩散。

(五)罗哌卡因(Ropivacaine)

1.罗哌卡因是继布比卡因之后研制的新型长效酰胺类局麻药,是布比卡因哌啶环的第三位氮原子被丙基所代替,为不对称结构的单镜像体,即 S－镜像体。它是纯左旋式异构体,较右旋式异构体毒性低,作用时间长。其特点是在低浓度时(<0.2%)产生运动与感觉阻滞分离的作用。

2.临床可应用于硬膜外麻醉,蛛网膜下腔麻醉,神经阻滞麻醉及局部浸润麻醉。其中值得关注的是罗哌卡因在手术切口行局部浸润麻醉的相关研究。罗哌卡因在浸润麻醉给药后吸收较慢,可能与罗哌卡因能引起血管收缩及较强的组织亲和力有关。其浸润麻醉作用时间较同浓度的布比卡因长 2～3 倍。

四、局麻适应证

1.手术范围比较表浅和局限的中小型手术。

2.作为其他麻醉方法的辅助手段。

3.快速康复外科中提供术后镇痛的一种方法,如手术切口处的局部浸润麻醉。

五、局麻禁忌证

1.对小儿、精神疾病或神志不清欠合作的患者,虽不属绝对禁忌,但不宜单独使用局麻,必须辅助基础麻醉或浅全身麻醉。

2.局麻药过敏者,属于绝对禁忌证。

六、常用的局部麻醉方法

1.表面麻醉:将渗透性能强的局麻药与局部黏膜接触,穿透黏膜作用于神经末梢而产生的局部麻醉作用,称为表面麻醉。

常用的表面麻醉及麻醉方法:

(1)眼部滴入法表面麻醉:采用局麻药滴入法。

(2)鼻腔黏膜棉片浸药填敷法表面麻醉:用小块棉片浸入 2%～4%利多卡因或 0.5%～1%丁卡因之中,取出后挤去多余的局麻药液,然后将浸药棉片敷于鼻甲与鼻中隔之间共 3min。

(3)咽喉、气管及支气管内喷雾法表面麻醉:是施行气管镜或支气管镜检查,或施行气管或支气管插管术的表面麻醉方法。

(4)环甲膜穿刺注药法表面麻醉:患者平卧头后仰,在环状软骨与甲状软骨间用 22G3.5cm 针垂直刺入环甲膜,回抽有气后注入 2%利多卡因 2～3mL 或 0.5%丁卡因 2～4mL。穿刺及注药时嘱患者屏气,注药完毕后鼓励患者咳嗽,使局麻药分布均匀。2～5min 后,气管上部、咽及喉下部便出现局麻作用。

(5)尿道内灌入法表面麻醉:男性患者可用灌洗器或注射器将局麻药灌入尿道,然后挟住阴茎头 3～5min 即可。

2.局部浸润麻醉:

(1)概念:沿手术切口线分层注射局麻药,阻滞组织中的神经末梢,称为局部浸润麻醉。

(2)适应证:适用于体表手术、内镜手术和介入性检查的麻醉及提供术后镇痛。

（3）操作方法：先以 24～25G 皮内注射针刺入皮内，推注局麻药液造成橘皮样皮丘，然后用 22G 长 10cm 穿刺针经皮丘刺入，分层注药。注射局麻药液时应加压，使其在组织内形成张力性浸润，达到与神经末梢广泛接触，以增强麻醉效果。

（4）注意事项：注入局麻药要逐层浸润，因皮内、腹膜、肌膜下和骨膜等处神经末梢丰富。每次注药前应回抽，以防局麻药液注入血管内；局部感染及癌肿部位不宜用局部浸润麻醉。

第二节　神经阻滞麻醉

神经阻滞是将局麻药注射至神经干、神经丛或神经节旁，暂时的阻断该神经的传导功能，使受该神经支配的区域产生麻醉作用。本节将就临床上常用的几种神经阻滞方法进行阐述。

一、神经阻滞适应证

手术部位局限于某一或某一些神经干（丛）所支配的范围，并且一次阻滞时间能满足手术的需要。随着神经鞘内置管技术的普及，连续神经阻滞已广泛应用于临床。

二、神经阻滞禁忌证

1.穿刺部位有感染、肿瘤。

2.严重畸形致解剖变异。

3.有凝血功能障碍者。

4.对局麻药过敏者。

三、神经阻滞注意事项

1.神经阻滞多为盲探性操作，要求患者清醒合作，操作者必须熟悉解剖定位的标志，操作力求准确、轻巧；有条件的医院现已全面开展超声引导下的神经阻滞技术，操作的安全性得以大大提高。

2.某些神经阻滞有几种入路，应选用简便、安全的方法。

3.术前应向患者解释麻醉的特点，使患者有充分的心理准备。

四、颈神经丛阻滞（cervical plexus block）

1.颈丛解剖：颈丛由第 1～4 颈神经的前支组成，位于胸锁乳突肌上部的深面，中斜角肌和肩胛提肌起端的前方，并发出感觉支和运动支（表 4－1）。颈丛有 4 个皮支，均发自颈 2～4 神经根。它们从胸锁乳突肌后缘中点处穿出，支配颈部前外侧皮肤。

表 4-1　颈丛各分支

	颈丛分支
皮支	枕小神经（C2、C3）
	耳大神经（C2、C3）
	颈横神经（C3、C4）
	锁骨上神经（C3、C4）
肌支	颈袢（C1~C3）
	支配颈部后外侧肌肉组织的各分支

2.适应证:适用于颈项部手术:如甲状腺手术、颈椎手术、气管切开等。

3.禁忌证:

(1)难以维持呼吸道通畅者禁用。

(2)双侧颈深丛阻滞应禁用,因可能阻滞双侧膈神经或喉返神经引起呼吸抑制。

4.颈浅丛阻滞方法:

(1)体位:患者仰卧位或者半坐位,头转向阻滞对侧。

(2)穿刺点:胸锁乳突肌后缘中点。

(3)进针角度:沿着胸锁乳突肌后缘进针,在胸锁乳突肌后缘皮下分别向垂直方向、头侧及尾侧呈扇形各注射 5mL 局麻药。

(4)注药目标:注射的目的是使皮下浸润的局麻药分布至颈筋膜及胸锁乳突肌深面。应避免进针过深(>1~2cm),减少蛛网膜下腔或者椎动脉内注射的风险。

(5)阻滞方法和围术期管理:颈浅丛阻滞时患者的不适感较小,起效时间为 10~15min。头颈部手术时,应避免术前及术中过度镇静,以免增加气道管理的困难。由于颈部的感觉神经分布情况复杂,并且双侧的神经交叉支配,颈丛阻滞效果往往不完善。必要时,外科医生可以在颈丛阻滞的基础上进行局部浸润麻醉。

5.颈深丛阻滞方法:

(1)体位:患者体位与颈浅丛阻滞时相同。需识别三个解剖结构:乳突、C6 横突和胸锁乳突肌后缘。

(2)穿刺点:在胸锁乳突肌锁骨头外侧缘、环状软骨水平容易触摸到 C6 横突。然后将乳突与 C6 横突画线连接起来。画好连线后,C2 到 C4 部位进针点可做如下标记:第 2 颈椎(乳突尾侧 2cm)、第 3 颈椎(乳突尾侧 4cm)、第 4 颈椎(乳突尾侧 6cm)。

(3)进针角度:垂直进针,稍微偏向尾侧进针有助于防止穿刺针意外刺向脊髓。缓慢进针直到触及横突。此时,退针 1~2mm 并固定好穿刺针回抽无血后注射 4~5mL 局麻药。拔针后,按顺序在不同节段水平重复以上步骤。

(4)改良方法:第 4 颈椎横突穿刺一次注入 10~15mL。

(5)一般采用 C4 一针法进行颈丛麻醉,多用于颈前部(甲状腺手术)麻醉,而对颈后部(颈椎后开门减压术)无效,需采用上述三点法。

6.如何定位第 4 颈椎横突?

(1)乳突尖至锁骨中点连线中点。

(2)相当于成人男性喉结上缘与胸锁乳突肌后缘交点。

(3)该点一般在胸锁乳突肌后缘与颈外静脉交叉点附近。

7.颈丛神经阻滞常用局麻药：

(1)可选用 0.25％布比卡因(左布比卡因)、0.25％罗哌卡因或 1％利多卡因。

(2)临床常用 0.25％布比卡因(左布比卡因)和 1％利多卡因混合液。

(3)总剂量不能超过所用局麻药的一次最大限量,由于颈部血管丰富且多为甲状腺手术,一般不主张在局麻药液中加入肾上腺素。

8.颈丛神经阻滞常见的并发症及防治措施(表 4－2)。

表 4－2　颈丛阻滞常见并发症及防治措施

并发症	预防措施
感染	严格的无菌操作
局部血肿	避免反复多次穿刺，尤其是接受抗栓治疗的患者 若刺破血管，应持续按压>5min
膈神经阻滞	发生于颈深丛阻滞 当患者合并呼吸系统疾病时应禁忌行双侧颈深丛阻滞
局麻药中毒	中枢神经系统毒性反应是颈丛阻滞的最常见并发症 此并发症的发生是因为颈部血管丰富；毒性反应的发生往往是由于局麻药误入血管内，而不是因为血管对局麻药的吸收 注射过程中要经常回抽，同时注意用药总量
神经损伤	注射过程中如果阻力过大或者患者诉剧烈疼痛时，必须停止注射局麻药
脊髓麻醉	大剂量局麻药注入颈丛神经周围的硬膜鞘内可发生此并发症 注射过程中避免大容量、高压力注药是预防此并发症的最佳措施 应该注意脑脊液回抽试验阴性并不能排除局麻药鞘内扩散的可能

五、臂神经丛阻滞(brachial plexus block)

1.解剖:臂丛神经由 C5～C8 及 T1 脊神经前支组成,有时 C4 及 T2 脊神经前支分出的小分支也参与。自起始处向远端下行,臂丛的各段分别命名为根、干、股、束以及各终末分支。C5～C8 和 T1 前支发出的五个神经根形成三个神经干(上干、中干和下干),其在前、中斜角肌之间发出,位于颈后三角底部。臂丛的跟段位于椎前筋膜的深面,而干段被椎前筋膜的外侧延续(即腋鞘)所包绕。臂丛各干段在锁骨后面、腋窝顶端分为前后两股。六股形成三束,根据它们与腋动脉的关系分别命名为外侧束、内侧束和后束。从此处开始,各束向远端下行,形成各个终末分支(表 4－3)。

表4-3　臂丛神经各支分布

臂丛神经分布		
神经	脊段	分布
锁骨下神经	C5、C6	锁骨下肌
肩胛背神经	C5	斜方肌和肩胛提肌
胸长神经	C5～C7	前锯肌
肩胛上神经	C5、C6	冈上肌和冈下肌
胸神经	C5～T1	胸大肌和胸小肌
肩胛下神经	C5、C6	肩胛下肌和大圆肌
胸背神经	C6～C8	背阔肌
腋神经	C5、C6	三角肌和小圆肌；肩部的皮肤
桡神经	C5～T1	上臂和前臂的伸肌、旋后肌、肘肌和肱桡肌；指伸肌和外展拇长肌；上臂、前臂和手部后外侧的皮肤
肌皮神经	C5～C7	上臂的屈肌；前臂外侧的皮肤
正中神经	C6～T1	前臂的屈肌；旋前方肌和旋前圆肌；指屈肌；手部前外侧皮肤
尺神经	C8、T1	尺侧腕屈肌、拇收肌、小鱼际肌和小指各肌；手部内侧的皮肤

2.适应证:肩关节以下的上肢手术。

3.禁忌证:

(1)穿刺部位感染。

(2)同时行双侧上肢手术。

4.臂丛神经阻滞方法分类:

(1)肌间沟阻滞法:

1)肌间沟阻滞法解剖标志:为前、中斜角肌间隙。

2)适应证:肩部手术、上臂近端和锁骨外侧的手术;联合尺神经阻滞可以行前臂和手部手术;置管后术后连续臂丛阻滞镇痛。

3)禁忌证:颈部感染;对侧喉返神经麻痹;对侧膈神经麻痹;抗凝和溶栓治疗;颈部解剖变异,如手术、放疗及创伤后改变。

4)体位:去枕仰卧位,头转向对侧,手臂自然置于床上。识别解剖标志为锁骨、胸锁乳突肌锁骨头后缘和颈外静脉(通常在臂丛干段水平横跨肌间沟)。抬头,深吸气使肌肉标志更加清楚。

5)穿刺点:前中斜角肌间隙,锁骨中点上3～4cm,即第六颈椎水平为穿刺点。穿刺针进针方向和角度:穿刺针向内,向尾侧30°～40°,同时略向后。

6)用药总量:20～25mL。

7)局部麻醉药的种类:短时间手术可选用1.5%利多卡因;中、长时间手术可用布比卡因0.25%～0.375%用于麻醉、0.125%～0.25%用于镇痛或用罗哌卡因0.375%～0.5%用于麻醉、0.2%用于镇痛;局麻药液内可加入地塞米松、吗啡或布托啡诺等辅助药物。

8)肌间沟阻滞方法的优点:操作简单,对肥胖或不易合作的小儿也较为适用;小容量局麻药即可阻滞上臂及肩部;不易引起气胸。

9)肌间沟阻滞方法的缺点:尺神经阻滞不完全;可能损伤椎动脉或颈静脉,造成血管内误注;可能引起星状神经节、喉返神经和膈神经的阻滞(概率几乎为100%);有误入蛛网膜下隙或硬膜外间隙的危险;不能同时进行双侧阻滞;低位肌间沟法阻滞时可能刺破胸膜产生气胸。

(2)腋路阻滞法:

1)体位:患者仰卧位,头偏向对侧,肘关节呈90°弯曲并固定手臂。

2)穿刺点:腋动脉搏动最高点。

3)进针方向:针头斜向腋窝方向,与动脉呈20°夹角。

4)给药时机:出现落空感,针头随动脉搏动而摆动。

5)用药总量:30～35mL。

6)腋路阻滞优点:位置表浅,易于阻滞;不会引起气胸;不会造成膈神经、迷走神经或喉返神经阻滞;无误入硬膜外间隙或蛛网膜下隙的危险。

7)腋路阻滞缺点:上肢外展有困难或腋窝有感染、肿瘤者不能用此法;易发生局麻药毒性反应;上臂阻滞效果较差,不适用于肩关节及肱骨部位的手术。

(3)锁骨上阻滞法:

1)体位:平卧,患侧肩垫一薄枕,头转向对侧,患侧上肢靠胸,手腕外展,掌心朝上。该阻滞方法的主要标志是胸锁乳突肌锁骨头的外侧以及锁骨。

2)穿刺点:锁骨中点上方1～1.5cm。

3)进针方向:向内、向后、向尾侧。

4)用药量:20mL。

5)锁骨上阻滞优点:定位简便,膈神经阻滞发生率低。

6)锁骨上阻滞缺点:气胸发生率高,临床已少用。但随着超声技术的普及,锁骨上入路臂丛神经的阻滞又重新登上了历史舞台。

(4)锁骨下血管旁阻滞法:

1)穿刺点入路:喙突入路及近端锁骨下入路。

2)锁骨下血管旁阻滞优点:用小剂量可达到较完善的阻滞效果;麻醉前有上肢及肩部疼痛者,穿刺不必移动上肢;局麻药误注血管的可能性较小;不会注入硬膜外间隙或蛛网膜下隙。

3)锁骨下血管旁阻滞缺点:可能引起气胸;不能同时进行双侧阻滞;穿刺若无异感,失败率可达50%。

4)锁骨下血管旁阻滞适应证:肩关节以下的上肢手术,包括上臂远端、前臂和手部;术后连续臂丛神经阻滞镇痛。

5)锁骨下血管旁阻滞禁忌证:胸廓畸形;局部解剖异常;穿刺侧异物。6)锁骨下血管旁阻滞并发症:霍纳氏综合征;膈神经麻痹;刺破血管;气胸。

(5)各种入路臂丛神经阻滞法常见并发症:

1)气胸,多发生于锁骨上阻滞法。

2)穿刺部位出血及血肿。

3)局麻药毒性反应,用药量过大、误入血管或吸收过快所致。

4)膈神经麻痹,可发生于肌间沟和锁骨上阻滞法。

5)喉返神经阻滞,出现声音嘶哑或失声。

6)高位硬膜外阻滞或全脊麻。

7）霍纳氏综合征,因颈交感神经阻滞所致。

（6）霍纳氏综合征临床症状：

1）患侧眼睑下垂。

2）患侧瞳孔缩小。

3）患侧眼结膜充血。

4）患侧鼻塞。

5）患侧面部发红及无汗。

六、椎旁神经阻滞(paravertebral block,PVB)

选择性的椎旁神经阻滞技术是通过阻滞脊髓背根神经节,迅速控制炎症反应和水肿,阻断痛觉的神经传导通路。在临床上能发挥巨大的作用,为不同病情的治疗提供多方的选择,是临床上重要的治疗手段。

（一）椎旁阻滞的适应证

1.急性疼痛控制：多发骨折痛、下肢骨折痛。

2.慢性疼痛治疗：腰椎间盘突出、颈源性头痛、带状疱疹后遗神经痛。

3.癌痛的治疗：作为一种常见的术后镇痛方法,现已开始应用于晚期顽固性癌痛的镇痛治疗中。

4.复合麻醉：所有涉及到胸壁的胸外科手术都能通过阻滞胸部神经达到镇痛效果。

5.术后镇痛：如开胸等手术术后。

（二）椎旁神经阻滞禁忌证

1.有严重心肺疾病患者应慎用。

2.注射部位皮肤、软组织有感染患者。

3.有严重出血倾向患者。

（三）椎旁阻滞实施方法

1.患者取坐位或侧卧屈曲位。

2.确认棘突节段,中线旁开 2.5～3cm 处为穿刺点。

3.穿刺针垂直进针,碰到横突后向头或尾侧调整方向。

4.继续进针大约 1cm,低阻力注射器感觉阻力消失。

5.回抽没有血液、脑脊液、气体,注射实验剂量局麻药。

6.多点阻滞优于单点阻滞,但风险相应增高。还可以考虑椎旁神经置管,进行连续椎旁阻滞。

7.术前阻滞优于术后阻滞。

8.神经刺激仪及超声技术的使用可以提高椎旁阻滞的成功率。

（四）椎旁神经阻滞常见并发症及防范

1.感染：需严格无菌操作。

2.局部血肿：避免多次穿刺,尤其是接受抗凝治疗的患者。

3.局麻药中毒：个体化选择用药,在安全剂量下使用局麻药。

4.神经损伤：注药时出现疼痛或退缩反应。

5.全脊麻:避免向内侧进针,注药前应注意回抽。

6.椎旁肌肉疼痛:局麻药肌肉注射,使用细针穿刺。

七、神经阻滞效果评级标准:

Ⅰ级:阻滞范围完善,患者无痛、安静,肌松满意,为手术提供良好条件;Ⅱ级:阻滞范围欠完善,肌松效果欠满意,患者有疼痛表情;Ⅲ级阻滞范围不完善,疼痛较明显,肌松效果较差,患者出现呻吟、躁动,辅助用药后,情况有所改善,但不够理想,勉强完成手术;Ⅳ级:麻醉失败,需改用其他麻醉方法后才能完成手术。

第三节 椎管内麻醉

一、解剖基础

1.脊柱构成:颈椎(7)、胸椎(12)、腰椎(5)、骶椎(5)、尾椎(4)。

2.脊柱生理弯曲:颈曲(C3)、胸曲(T5)、腰曲(L3)、骶曲(S4)。患者仰卧位时:颈曲(C3)和腰曲(L3)最高而胸曲(T5)和骶曲(S4)最低。

3.脊髓的解剖(图4-1):

脊髓被容纳在椎管内,被脊髓膜所包裹,脊髓膜由内向外分三层,分别是软膜、蛛网膜和硬膜。软脊膜覆盖在脊髓表面,与蛛网膜之间形成蛛网膜下隙,蛛网膜下隙上与脑室相通,下端止于第二骶椎水平,内充满由大脑脉络丛分泌的脑脊液;蛛网膜与硬脊膜之间形成硬膜下隙;硬脊膜与黄韧带之间形成硬膜外隙,其内填有脂肪、椎内静脉丛、脊髓小动脉及淋巴管并有脊神经根及其伴行血管通过。此腔上端起自枕骨大孔高度,下端终止于骶管裂孔,由于硬脊膜附于枕骨大孔边缘,故此腔不通颅内;脊神经由脊髓发出后,组成

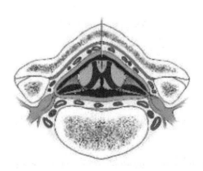

图4-1 脊椎横断面的解剖

束分别经蛛网膜下隙,硬膜下隙和硬膜外隙,再由椎间孔走出椎管。

脊髓上端从枕骨大孔开始,在胚胎期充满整个椎管,下端小儿终止于第3或第4腰椎,成人一般终止于第2腰椎上缘或第1腰椎下缘。所以,行腰椎穿刺时,成人应在腰2以下,小儿应在L3～L4间隙以下,避免腰穿时损伤脊髓。

4.脊神经分布：

从颅骨下穿出及椎骨之间的神经称为脊神经,共 31 对。每一对脊神经以其穿出毗邻的椎骨命名。在颈部,第 1 对脊神经(C1)在颅骨和第 1 颈椎之间穿出。因此颈神经根据与其相邻的下一个椎体命名。但是,这个命名方法并不适合最后一对颈神经和第 1 胸椎。位于这 2 个椎体之间的脊神经被命名为 C8。因此,人体有 7 个颈椎、8 对颈神经。胸神经的命名依据是与其相邻的上一椎体。比如,T1 椎体下方的是胸 1 神经,T2 椎体下方的是胸 2 神经等。31 对脊神经分布为颈神经(C)8 对、胸神经(T)12 对、腰神经(L)5 对、骶神经(S)5 对、尾神经(CX)1 对。

二、蛛网膜下腔阻滞麻醉(Spinal Anesthesia,SA)

将局麻药注射于蛛网膜下腔,作用于脊神经根而使相应部位产生麻醉效果的方法称之,也称为腰麻或脊麻。

(一)蛛网膜下腔麻醉的分类

1.高位脊麻:感觉阻滞平面超过 T4。

2.中位脊麻:感觉阻滞平面在 T5～T9。

3.低位脊麻:感觉阻滞平面在 T10 以下。

4.鞍麻:阻滞范围局限于会阴及臀部。

5.单侧腰麻:阻滞作用只限于(或主要限于)一侧下肢。

腰麻穿刺点理论上可以选择 L2～L3 间隙以下的节段,但有报道成人脊髓在生理或病理情况下终止在 L2 水平甚至更低。所以为增加临床安全性穿刺点应选择在 L3～L4 间隙及以下。

(二)蛛网膜下腔麻醉阻滞

平面差别交感神经阻滞平面比感觉消失平面高 2～4 个节段,运动阻滞平面比感觉消失平面低～4 个节段。麻醉平面是指感觉神经阻滞后,用针刺法测定皮肤痛觉消失的范围。

(三)脊神经的体表分布

T2:胸骨柄上缘;T4:两侧乳头连线;T6:剑突;T8:肋骨下缘;T10:平脐;T12:耻骨联合上 2～cm;L1～L3:大腿前面;L4～L5:小腿前和足背;S1～S5:大腿内侧和肛门会阴区。

(四)蛛网膜下腔麻醉时发生恶心呕吐的原因及处理

1.胃肠蠕动增强。

2.胆汁反流入胃。

3.低血压。

4.脑缺氧。

5.手术牵拉内脏等。

6.蛛网膜下腔麻醉时发生恶心呕吐时的处理:查找原因,对症处理。

(五)蛛网膜下腔麻醉的适应证

1.下腹及盆腔手术:如阑尾切除术、疝修补术、膀胱手术、子宫及附件手术。

2.肛门及会阴部手术:如痔切除术、肛瘘切除术等,如采用鞍区麻醉则更合理。

3.下肢手术:如骨折或脱臼复位术、截肢术等。

(六)蛛网膜下腔麻醉的禁忌证

1.中枢神经系统疾病,如脑卒中、脑膜炎、脊髓多发硬化症等。

2.穿刺部位有炎症或感染及全身性严重感染。

3.高血压合并缺血性心脏病患者慎用。

4.休克患者绝对禁用。

5.慢性贫血患者禁用中位以上脊麻。

6.有凝血功能障碍或接受抗凝治疗的患者。

7.脊柱外伤、畸形或有严重腰背痛病史者。

8.老年人仅可选用低位脊麻。

9.腹内压明显增高患者因椎管严重受压狭窄可出现广泛阻滞,应谨慎使用脊麻或大幅减少局麻药用量。

10.精神疾病、严重神经官能症及小儿等不合作患者。

(七)蛛网膜下腔麻醉操作体位

一般取侧卧位,双手抱膝,大腿膝盖紧贴腹壁,头向胸部屈曲,使腰背部尽量向后弓曲。背部应与手术台边沿平齐,以利于穿刺操作。采用重比重溶液,手术侧向下;采用轻比重溶液,手术侧向上;鞍区麻醉则通常采取坐位。

(八)蛛网膜下隙麻醉定位

成人脊髓终止在 L1 下缘,为避免脊髓损伤,成人应在 L2 间隙以下,小儿应在 L3～L4 间隙以下穿刺,定位方法以两侧髂嵴的最高点之间的连线与脊柱正中纵线相交处为 L4 棘突或 L3～L4 间隙。

(九)蛛网膜下隙麻醉穿刺方法

1.直入法:

(1)穿刺点:棘突间隙中点。

(2)穿刺角度:与患者背部垂直,针尖稍向头侧倾斜。

(3)穿刺层次:皮肤→皮下→棘上韧带→棘间韧带→黄韧带→硬膜外腔→硬脊膜→蛛网膜下腔。

2.侧入法:

(1)穿刺点:棘突间隙中点旁开 1.5cm。

(2)穿刺角度:与皮肤成 75°角,对准棘突间隙。

(3)穿刺层次:皮肤→皮下→黄韧带→硬膜外腔→硬脊膜→蛛网膜下隙。拔出针芯有脑脊液流出表示穿刺成功。穿刺成功后将盛有局麻药的注射器与穿刺针紧密衔接,左手固定穿刺针,右手持注射器先轻轻回抽见脑脊液回流再开始缓慢注射药物,10～30s 内注完。注射完后再稍加回抽并再次注入。一方面证明药物已确实注入蛛网膜下隙,另一方面将或许残留在注射器内的药液全部注入。

(十)蛛网膜下腔麻醉常用局部麻醉药物选择

1.普鲁卡因:白色晶体,生理盐水,葡萄糖注射液或脑脊液溶解,平面容易调节。(一般为 100～150mg,最高 200mg)。

2.丁卡因:起效缓慢,维持时间长,平面不易控制,易被弱碱中和沉淀。

3.利多卡因:起效快,易弥散,麻醉平面不易控制。因利多卡因的神经毒性,不宜在蛛网膜下腔使用高浓度利多卡因。(一般为 100mg,最高为 120mg)

4.布比卡因:最常用药物(8～12mg,最高 20mg)。

(十一)常用蛛网膜下隙阻滞用药的配制方法

1.5%普鲁卡因重比重液:普鲁卡因结晶粉 150mg,加入 5%葡萄糖溶液或脑脊液 2.7mL。

2.丁卡因重比重液:1%丁卡因、10%葡萄糖溶液和 3%麻黄碱各 1mL,即配成所谓 1∶1∶1 溶液。

3.布比卡因重比重液:0.5%或 0.75%布比卡因 2mL(分别含布比卡因 10mg 或 15mg),加入 10%葡萄糖溶液 1mL,配成重比重液 3mL。

(十二)蛛网膜下隙阻滞的并发症

1.头痛:多发生于脊麻后 1～3 天,75%患者 4 天后消失,个别患者则迁延数周甚至数月。

(1)原因:脑脊液经穿刺孔漏出,造成颅内压降低。

(2)预防:选用细穿刺针;输入或摄入足够的液体;脊麻后去枕平卧。

(3)处理方法:轻度,卧床 2～3 天;中度,平卧或头低位,输液 2500～4000mL/d,同时给予镇静药或小量镇痛药;重度,硬膜外充填术(胶体或自体血)。

2.尿潴留:S2～S4 神经阻滞所致,一般待局麻药药效消失后可自行恢复。

3.神经并发症:

(1)脑神经受累:第 6 对脑神经即外展神经多见,是由于脑脊液减少引起。

(2)假性脑脊膜炎:脊麻后 3～4 天发生,临床表现为头痛、颈项强直、复视、眩晕及呕吐。

(3)粘连性蛛网膜炎:脊麻后数周或数月,肢体从疼痛、无力逐渐发展到感觉丧失、瘫痪。

(4)马尾神经综合征:下肢感觉运动不恢复,大小便失禁。

(5)脊髓炎:局麻药对含磷脂组织的影响,临床表现为感觉丧失,松弛性麻痹。

三、硬脊膜外阻滞麻醉(Epidural Anesthesia,EA)

将局部麻醉药注射于硬脊膜外间隙,阻滞脊神经根部,使其支配的区域产生暂时性麻痹,称硬膜外间隙阻滞麻醉,简称硬膜外麻醉。

硬膜外阻滞分类:根据脊神经阻滞部位不同,可将硬膜外阻滞分为 4 类。

(一)硬膜外麻醉的分类

1.高位硬膜外阻滞:于 C5～T5 之间进行穿刺,适用于甲状腺、上肢、胸壁手术。

2.中位硬膜外阻滞:穿刺部位在 T6～T12 之间,适用于腹部手术。

3.低位硬膜外阻滞:穿刺部位在 L1～L5 之间,适用于下肢及盆腔手术。

4.骶管阻滞:经骶裂孔进行穿刺,适用于肛门、会阴部手术。

(二)硬膜外阻滞的起效机制

1.经蛛网膜绒毛阻滞脊神经根。

2.局麻药弥散过硬膜进入蛛网膜下隙发生"延迟"的脊麻。

(三)硬膜外麻醉的范围

由硬膜外腔内局麻药的扩散决定,扩散与下列因素有关

1.局麻药的容量和浓度。

2.局麻药注射速度:注射快阻滞的神经节段增加有限,还会引起患者眩晕不适,且增加血管对局麻药的吸收量。注药速度最好为 0.3～0.75mL/s。

3.体位:临床很少用体位来控制阻滞平面。

4.身高:硬膜外间隙容积与身高成正比。

5.年龄:年龄增加用药量反而下降。

6.妊娠:局麻用量为未孕者的 1/3。

7.动脉硬化:神经元数量少。

8.其他:脱水、休克、恶病质患者药量显著减少。

(四)硬膜外间隙压力:硬膜外间隙呈现负压,在不同节段负压出现率不同

1.颈部(−2cmH_2O 至−6cmH_2O)及胸部(−2cmH_2O 至−9cmH_2O)硬膜外间隙最高,为98%。

2.腰部硬膜外间隙(−2cmH_2O 至−6cmH_2O)次之,为88.3%。

3.骶管腔不出现负压。

颈胸部硬膜外间隙负压由胸膜腔负压通过椎间孔传递而来,故颈胸部负压较腰部显著,出现率高;而腰部负压可能是穿刺过程硬膜被推开的结果。

(五)硬膜外阻滞的适应证

1.主要适用于腹部手术,凡适于蛛网膜下隙阻滞的下腹部及下肢等手术,均可采用硬膜外阻滞。

2.颈部、上肢和胸部手术也可应用,但应加强对呼吸和循环的管理。

(六)硬膜外阻滞的禁忌证:基本与蛛网膜下腔阻滞相同

1.严重高血压、冠心病、休克及心脏功能代偿不良者。

2.重度贫血、营养不良者。

3.穿刺部位有感染及全身感染状态者。

4.脊柱严重畸形或有骨折、骨结核、椎管内肿瘤等。

5.中枢神经系统疾病。

(七)硬膜外阻滞常用局麻药

1.利多卡因:起效快,阻滞完善,1%～2%的浓度可持续(60～90)min,一次最大量 400mg 或 7～8mg/kg。

2.丁卡因:浓度 0.25%～0.33%,20～30min 后麻醉完善,持续 3～4h,极量为 60mg。

3.布比卡因:浓度 0.5%～0.75%,起效较慢,持续(4～7)h,肌松效果只在 0.75%时满意,极量为 150mg。

4.左旋布比卡因:与布比卡因相似,但心脏毒性小,极量为 150mg。

5.罗哌卡因:浓度 0.5%～1%,极量为 200mg。

(八)硬膜外麻醉给药方法

1.首先注射试验剂量:先注射 3mL 局麻药,观察 5min,目的在于排除导管误入蛛网膜下隙或

误入血管的可能。

2.诱导剂量:节段不同,药量也不同。

(1)颈段 1.5mL/节段。

(2)胸段 2mL/节段。

(3)腰段 2.5mL/节段。

一般需 15～20mL 药量,分 2～3 次并每次间隔 5min 左右注入。

3.追加维持量:首次诱导剂量的 1/3～1/2,追加时间依所用局麻药种类不同为 40～90min。

(九)确定棘突位置的解剖标志

1.C7:颈部最明显突起的棘突。

2.T3:两侧肩胛冈连线。

3.T7:两侧肩胛下角连线。

4.L4 或 L3～L4 间隙:两侧髂嵴最高点连线。

(十)判断穿刺针进入硬膜外间隙的方法

1.阻力突然消失:也称为气泡压缩试验,应用盛有内含一小气泡的生理盐水的注射器,阻力消失后注液注气毫无阻力。

2.负压现象:针蒂悬滴液被吸入。

3.进一步证实方法:

(1)抽吸试验:反复抽吸无脑脊液。

(2)气泡外溢试验:快速注入生理盐水和空气,取下注射器针蒂有气泡外溢。

(3)置管试验:置入导管顺利。

(十一)连续硬膜外阻滞置管方法

1.计算皮肤至硬膜外间隙的距离。

2.置管:导管进至 10cm 稍有阻力,继续插入 3～5cm,不宜过深。

3.拔针＞调整深度＞固定。一手拔针一手固定,拔针时不可随意改变针尖斜面方向,导管在硬膜外腔以 3～4cm 为宜,固定前应反复回抽确认无血液和脑脊液。硬膜外导管回抽出清亮液体时要注意鉴别是否为脑脊液,脑脊液是温热的清亮液体,可以与生理盐水相鉴别。一旦导管误入蛛网膜下腔而没有被发现,按照硬膜外阻滞给药后将出现严重的呼吸循环抑制。

(十二)硬膜外置管注意事项

1.需重新置管时必须将导管和穿刺针同时拔出,如果只拔出导管可能会导致导管被穿刺针前端斜面切断,造成硬膜外导管残留在硬膜外腔。

2.置管时如有异感应重新穿刺置管,多半是由于硬膜外针偏离了中线、导管碰触到神经根所致。不可暴力置管,以免造成神经损伤。

3.导管内回抽出血液应更换间隙重新穿刺。硬膜外导管不能避免置入血管内的可能,回抽是静脉血时应回退导管,注射生理盐水后再回抽直至回抽无血。但要注意导管在硬膜外腔的长度是否还可以使用,如果不确定还是应该向上一次间隙重新穿刺置管。

(十三)硬膜外阻滞失败的原因:客观存在,但要避免医源性原因

1.阻滞范围达不到手术要求:

(1)穿刺点选择不当。

(2)患者曾多次接受硬膜外腔阻滞致硬膜外间隙粘连,导致局麻药扩散受阻。

2.阻滞不完全:

(1)局部麻醉药的浓度和容量不足。

(2)硬膜外导管进入椎间孔。

(3)导管在硬膜外间隙未能按预期方向置入。

3.完全无效:

(1)导管脱出。

(2)导管扭折或被血块堵塞,局麻药无法注射入硬膜外腔。

(3)硬膜外穿刺失败,应避免多次穿刺、暴力穿刺,易增加并发症的发生率。

4.硬膜外穿刺失败的原因:(1)患者体位不当、脊柱畸形、肥胖至穿刺点定位困难及穿刺针长度不及硬膜外腔。

(2)穿刺针误入椎旁肌群、腹腔、胸腔或其他组织未被察觉。

(十四)硬膜外阻滞术中不良反应及处理

1.血压下降:硬膜外阻滞后使阻滞区域内血管扩张,有效循环血量下降导致。可通过输液补充血容量,同时适量使用血管活性药物。

2.呼吸抑制:预防为主。颈部及上胸部硬膜外阻滞宜采用小剂量低浓度局麻药物,尽量减少对呼吸肌肌张力的影响。

3.恶心呕吐:手术牵拉引起者给予适量辅助药物。

(十五)硬膜外阻滞的并发症

1.误穿破硬膜:

(1)原因:操作因素(操作者、用具)、患者因素(硬膜外腔狭窄,黄韧带与硬脊膜粘连等)。

(2)处理:果断放弃硬膜外麻醉,改行其他麻醉方法。

2.穿刺针或导管误入血管:预防:正中入路穿刺、置管后反复回抽、注药前回抽、重视试验剂量。

3.空气栓塞:

(1)原因:穿刺过程中使用气体试验,向硬膜外注入了大量的气体,而气体又随损伤的血管进入循环,形成空气栓塞。临床上常用气体量一般≤1mL,不致引起明显症状。如进入血液气体>10mL就可能致患者死亡。气体栓塞主要表现为缺氧、发绀、患者意识迅速丧失、继而呼吸停止、心脏停搏。

(2)预防:气泡压缩试验采取生理盐水加少量气体,气体应限制在2mL以内。

(3)处理:头低左侧卧位,以防止气栓进入脑内,又可以使气栓停留在右心房被心搏击碎避免形成气管阻塞。心脏停搏者胸外心脏按压,无效者剖胸按压并心室穿刺抽气。

4.穿破胸膜:硬膜外阻滞无效、外科医生在胸腔内发现硬膜外导管、更有刺破肺组织引起气胸的可能性。

(1)原因:胸段硬膜外穿刺时穿刺针偏向一侧进针又过深。

(2)预防:穿刺过程中始终将针尖对准脊椎中线,通过患者体型大致判断皮肤至硬膜外的深度,低年资医师要在高年资医师的指导下行中胸及高胸段的穿刺。

5.导管折断:

(1)原因:拔出导管时,未将穿刺针和导管一并退出,而是仅将导管拔出;导管质地不良;拔管困难的患者(骨关节炎)强行拔管;导管置入过长导致导管折叠,或在硬膜外间隙圈绕成结。

(2)处理:一般认为硬膜外残留导管不会产生严重后果,可以随诊、观察。但也有通过手术取出的案例报道。

6.全脊麻:

(1)原因:穿刺针或硬膜外导管误入蛛网膜下隙,超过脊麻药量数倍的局麻药注入蛛网膜下隙,产生异常广泛的阻滞。

(2)临床表现:全部脊神经支配的区域无痛觉、低血压、意识丧失、呼吸停止、心脏骤停。

(3)处理原则:维持呼吸循环功能,气管插管、加速输液,血管收缩药。

(4)预防:预防穿破硬膜、穿破硬膜后及时发现、重视试验剂量的应用。

7.异常广泛阻滞:

(1)原因:硬膜外或硬膜下间隙广泛阻滞。

(2)临床表现:广泛阻滞缓慢发生(一般在注药后 20~30min),脊神经阻滞呈节段性。

8.脊神经根或脊髓损伤:

(1)临床表现:神经根损伤以神经根痛,感觉障碍为主,很少运动障碍;脊髓损伤表现为立即感觉剧痛,偶伴一过性意识障碍,可致脊髓横贯性伤害、截瘫。

(2)以脱水、激素治疗效果较好,但一旦出现脊髓损伤很可能预后不佳。

9.硬膜外血肿:

(1)原因:凝血机制障碍、穿刺针或导管损伤血管。

(2)临床表现:进行性出现的背痛、感觉异常、肌无力、截瘫。

(3)治疗关键:及早发现、及早手术,预后与是否早期手术关系密切。

10.硬膜外感染:

(1)临床表现:一般发生在硬膜外穿刺及置管几天之后,常出现体温升高和寒战、血常规检查WBC升高、腰背部酸痛、神经根疼痛、如果已经形成脓肿的患者会出现脑膜刺激征甚至发展成截瘫。

(2)治疗原则:局部和全身应用足量广谱抗生素、如果影像学确诊脓肿形成,压迫神经,患者出现截瘫倾向应迅速行椎管病灶清除减压术。

四、骶管阻滞麻醉(Caudal Anesthesia,CA)

经骶裂孔穿刺,将局麻药注入骶段硬膜外腔以阻滞骶脊神经的方法。骶管是硬膜外腔的延续,所以骶管麻醉也是硬膜外麻醉的一种特殊形式。

1.骶管阻滞的适应证:适用于成人直肠、肛门及会阴部的手术,也可用于婴幼儿及学龄前儿童的腹部手术,如小儿疝气,隐睾等手术。

2.解剖标志:骶裂孔和骶骨角是骶管穿刺的重要标志。

3.骶管阻滞的优点：

(1)骶管阻滞时穿刺时在骶裂孔处进针。硬膜囊终止于第二骶椎水平,第二骶椎与骶裂孔之间的距离较长,故在行骶管穿刺时,很少刺破硬膜囊,因此比较安全。

(2)骶管阻滞适用于小儿腹部及下肢及会阴手术。小儿的腰麻或硬膜外穿刺都较困难,且临床风险难以控制。骶管的解剖标志明显,穿刺成功率高,可对小儿行基础麻醉或全身麻醉后辅以骶管阻滞。

(3)骶管麻醉可用于成人,但成人骶管的解剖变异较大,穿刺有时比较困难,另外麻醉效果有时不确切。

五、蛛网膜下腔与硬膜外腔联合阻滞麻醉(Combined SpinalEpiduralAnesthesia,CSEA)

腰硬联合阻滞是一种用技术,而不是用药物进行的复合麻醉,为我们提供了一种较理想的麻醉方法。单纯腰麻的麻醉时间有限,且腰麻后易发生头痛;单纯硬膜外麻醉失败和阻滞不全的发生率较高;腰硬联合麻醉集中了二者的优点,弥补了单一方法的不足。其适应证及禁忌证同蛛网膜下腔阻滞麻醉。

六、椎管内麻醉效果评级标准

Ⅰ级:麻醉完善,无痛,肌松良好,患者安静,为手术提供良好条件,心肺功能和血流动力学保持相对稳定;Ⅱ级:麻醉欠完善,有轻度疼痛表现,肌松欠佳,有内脏牵拉痛,需用镇静剂,血流动力学有波动(非病情所致);Ⅲ级:麻醉不完善,疼痛明显或肌松较差,呻吟躁动,辅助用药后,情况有所改善,但不够理想,勉强完成手术;Ⅳ级:麻醉失败,需改用其他麻醉方法后才能完成手术。

七、几种常用的关于椎管内麻醉评价量表

(一)改良 Bromage 评级标准:适用于评价下肢运动神经阻滞效果

0 级:无运动神经阻滞;1 级:不能屈髋关节;2 级:不能屈膝关节;3 级:不能屈踝关节。

(二)术中内脏牵拉反应分级

0 级:患者安静,无痛及不适感,无恶心及呕吐;1 级:轻度不适,恶心,无牵拉痛及呕吐;2 级:无恶心,轻度牵拉痛,无呕吐;3 级:牵拉痛明显,有恶心、呕吐、鼓肠。(三)Tarlov 神经功能评级标准0 级:下肢完全瘫痪;1 级:可觉察的下肢关节活动;2 级:下肢可自由运动,但无法站立;3 级:可站立但无法行走;4 级:下肢运动功能完全恢复,能正常行走。

第四节 全身麻醉

系指利用各种全身麻醉药经呼吸道吸入、静脉注射或肌肉注射产生中枢神经系统抑制,呈现神志消失,疼痛感觉消失,并可有肌肉松弛和反射抑制等表现的方法。全身麻醉的特征为暂时性、完全可逆性、可控制性。全身麻醉要满足四个要素:意识消失、镇痛完善、肌肉松弛、神经反射迟钝

在临床中我们将全麻分为三个阶段:麻醉诱导、麻醉维持和麻醉复苏。接下来我们也会从诱导、维持、苏醒及人工气道的建立等几个方面加以阐述。

一、全麻诱导

(一)概念

应用全麻药使患者从清醒状态进入全麻状态的过程。并且在此过程中建立人工气道。

(二)全麻诱导注意事项

1.诱导前准备:

(1)器材准备:检查麻醉机、监护仪等电子设备是否正常工作;气源是否连接妥善;CO_2 吸收装置是否需要更换;人工气道建立物品是否齐备。

(2)医生准备:做好术前访视和评估并制订个体化麻醉计划。

(3)患者准备:包括生理状态(营养状态、心肺功能等)和心理状态的调整。

2.诱导实施:

(1)全麻诱导过程按操作规程进行。患者体位应为仰卧位,诱导过程应充分给氧,气管内插管应遵守操作规范。

(2)全麻诱导用药应强调个体化用药、按需用药。应根据患者的耐受力调整用药的种类、剂量及给药途径。

(3)保持呼吸道通畅,维持有效通气。给予全麻药后,易出现呼吸道梗阻和呼吸抑制,应托起下颌、面罩给氧,根据需要选择口咽或鼻咽通气道、喉罩或气管插管等方法保持呼吸道通畅,并辅助或控制呼吸维持有效通气。

(4)预防和及时处理诱导期的并发症。循环抑制是诱导期常见的并发症,根据患者情况选择应快速输液扩容或给予血管活性药物。而在诱导期内行气管插管又是一种非常强烈的应激刺激,所以应确保诱导药物麻醉深度确切、诱导时间充分,也可以在气管插管前给予短效降压药(如硝酸甘油、乌拉地尔)或应用喉麻管给予气管表面麻醉均能预防和减轻气管插管引起的心血管反应。

(三)全麻诱导的常用方法

采用何种诱导方法、选用何种药物主要取决于患者的病情、预计气管插管的难易程度以及麻醉医生的经验和设备条件等。此外,还应适当考虑患者本人的意愿。

1.静脉诱导:镇静催眠药、静脉麻醉药、阿片类镇痛药及肌肉松弛药通过静脉注射的方式使患者进入麻醉状态并建立人工气道。具有快速、方便、平稳、安全等优点,是目前临床最常用的诱导方法。

2.吸入诱导:通过麻醉机使患者吸入混有一定浓度挥发性麻醉药的气体后进入麻醉状态并建立人工气道。临床主要用于小儿麻醉和某些特殊情况需保留自主呼吸患者的麻醉(如重症肌无力、可以预见的困难插管及困难气道等)。常用呼吸道刺激症状比较轻的七氟烷。

二、全麻的维持:全麻诱导完成至手术结束这段时间内的麻醉管理

(一)全麻维持的注意事项

1.术中维持的目标是确保麻醉过程平稳,血流动力学平稳。诱导后应及时追加各类麻醉药,使

麻醉诱导与维持之间衔接平稳。术中根据手术刺激强弱和患者情况变化调节麻醉药的用量,使麻醉在确保安全的前提下满足手术需要。

2.做好呼吸管理。全麻中应保持气道通畅,维持良好的肺通气和换气。应用机械通气时,先根据患者的体质和病情设置好通气参数,并在其后根据血气分析或呼气末二氧化碳($P_{ET}CO_2$)和脉搏血氧饱和度调整通气参数。还应参考患者的术式,如神经外科手术,$PaCO_2$ 应在正常低限或略低于正常值,有利于降低或控制颅内压;冠心病患者 $PaCO_2$ 应在正常高限或略高于正常,以免呼吸性碱血症导致冠状动脉收缩或痉挛而加重心肌缺血。

3.术中应密切观察患者病情变化,并及时处理术中可能出现的各种情况,如失血、心律失常等。尽可能保持内环境的稳定和器官功能的正常灌注。

4.麻醉药的合理应用。合理应用麻醉药的种类和剂量,一般是镇静镇痛药加肌松药复合维持。维持一个合理的麻醉深度至关重要,诱导和维持开始一般用量要大,维持中间用量适中。结束前适当减量,即在保证麻醉深度维持平稳的同时,兼顾麻醉苏醒。使用肌松药时,最好在肌松药监测仪的指导下应用。

(二)全麻维持的常用方法

1.间断给药全麻维持,基层医院常用,间断追加镇静、镇痛及肌松药。

2.持续给药全麻维持,将代谢较快的药物通过微量注射泵的方式对患者进行持续输注,以维持稳定的血药浓度。

3.复合给药全麻维持,静脉复合吸入的方式维持全麻,比较完善的维持方法。

4.靶控输注(target controlled infusion,TCI),需要特殊的 TCI 靶控输注泵,一般使用丙泊酚及瑞芬太尼进行靶控输注,以血浆药物浓度作为靶控目标。

三、全麻的苏醒

麻醉手术结束至患者苏醒,是患者从无意识状态向清醒转变并恢复完整的保护性反射的过程。一般需要 30~60min 左右,超过 3h 则认定为苏醒延迟。在全麻苏醒期易出现多种危险情况及并发症,需要医生具备一定的临床经验,能够及时发现并及时处理。

全麻苏醒期的注意事项:

1.加强呼吸管理。苏醒期患者呼吸及保护性反射(吞咽反射及呛咳反射)逐渐恢复,管理不当极易发生缺氧。对残余的少量肌松药进行拮抗,使其恢复自主呼吸。判断自主呼吸功能恢复是否满意的标准,是指患者在安静状态下脱氧 15min 以上,患者的血氧饱和度仍能维持在 95% 以上(老年人或特殊患者应达到麻醉前水平),同时观察患者是否存在呼吸道梗阻及呼吸遗忘情况。全麻后气管导管拔除是苏醒期的一个关键时刻,应在自主呼吸恢复满意、保护性反射恢复以后进行。

2.当患者出现呼吸衰竭、低体温、苏醒延迟、明显血流动力学不稳定时强行拔除气管导管会加重患者组织缺氧的发生;气道炎症受损(如广泛的口腔手术)及术后存在呼吸道梗阻、误吸可能性大的患者,应当在手术后保留气管导管直至上述情况好转后再拔除气管导管。

3.苏醒期容易出现循环波动应及时处理并发症。心律失常、高血压、低血压、心肌缺血、呼吸抑制等是苏醒期较常见的并发症,应及时正确诊断并处理(苏醒期并发症将在后续章节详细介绍)。

4.关于苏醒期各类拮抗药物的使用。掌握各类拮抗药物的药理特点,一般尽量不使用。如果需要使用,应使用针对性的拮抗药,并从小剂量开始。

5.全麻苏醒期,有条件的应将患者转入麻醉后恢复室(PACU),进行严格的监测和治疗,待完全清醒、生命体征平稳,方能离开 PACU。具体指标可以参考 Steward 评分量表及改良 Aldrete 评分。

6.Steward 评分量表(表 4 - 4):分数≥4 分,可以离开手术室。

表 4 - 4　Steward 评分量表

	0分	1分	2分
清醒程度	对刺激无反应	对刺激有反应	完全清醒
气道通畅程度	呼吸道需要予以支持	不用支持可以维持呼吸道通畅	可按指令咳嗽
肢体活动度	肢体无活动	肢体无意识活动	肢体可按指令活动

7.改良 Aldrete 评分表(表 4 - 5):10 分可以离开手术室。

表 4 - 5　改良 Aldrete 评分表

	0分	1分	2分
活动	不能活动肢体或抬头	自主或遵医嘱活动二肢和有限制的抬头	自主或遵医嘱活动四肢和抬头
呼吸	呼吸暂停或微弱呼吸,需呼吸器治疗或辅助呼吸	呼吸困难或受限,但有浅而慢的自主呼吸,可能用口咽通气道	能深呼吸和有效咳嗽,呼吸频率和幅度正常
血压	麻醉前 ± 50%	麻醉前 ±(20% ~ 49%)	麻醉前 ±20%以内
意识	完全清醒(准确回答)	可唤醒,嗜睡	无反应
脉搏氧SPO$_2$	呼吸空气 SPO$_2$<92%	呼吸氧气 SPO$_2$≥92%	呼吸空气 SPO$_2$≥92%
术后疼痛评估	剧烈疼痛需使用药物干预	中等疼痛可用口服药物处理	无痛
术后恶心呕吐	恶心呕吐	恶心但未吐	能够饮用液体

四、全麻深度的判断

适宜深度的全身麻醉应使患者意识消失、镇痛良好、肌松适度,并能够将应激反应控制在适当的水平,内环境相对稳定,以保护患者的安全及满足手术的需要。

Guedel 于 1937 年,根据乙醚麻醉各个时期的鲜明特点创立了全身麻醉的分期方法。但现代麻醉基本都使用复合麻醉,难以再用传统的麻醉深度分期法来判断麻醉深浅,但 Guedel 提出分期法的基本点仍可供参考。结合现代麻醉情况可将全身麻醉分期如下:

第一期:遗忘期,从麻醉诱导开始到意识丧失和睫毛反射消失。除应用乙醚或 N$_2$0 外,此期痛觉仍未消失。

第二期:兴奋期,乙醚麻醉可出现兴奋、躁动。现代吸入麻醉药及静脉麻醉药此期的特征是患者意识消失,但呼吸和循环尚不稳定,神经反射处于亢进状态。此期不宜进行手术操作。

第三期:外科手术期,此期已经达到所需的麻醉深度。眼球固定于中央,瞳孔缩小,循环平稳,疼痛刺激已不能引起躯体反射和有害的自主神经反射(如血压增高、心动过速)。进一步加深麻醉则对呼吸循环抑制加重。

第四期:过量期,即延髓麻醉期。呼吸停止,瞳孔散大,血压剧降甚至循环衰竭。应绝对避免或尽快减浅麻醉。

现代麻醉监测手段先进,已经可以进行镇静深度及肌松等高级生命体征的监测,所以麻醉医生可以在熟用麻醉药物的基础上精确掌握麻醉深度。各项监测手段将会在第六章进行详述。

五、人工气道

麻醉机或通气机呼吸环路与患者解剖气道之间最后一级管道连接的统称。全麻或局部麻醉辅助静脉用药时为了加强对呼吸道的管理,往往需辅用人工气道。

(一)人工气道分类(根据接触患者的解剖位置进行分类)

1.面罩:

(1)麻醉面罩:紧闭面罩,与面部无缝贴合,由弧形罩面、接口和空气垫组成。麻醉面罩可以进行加压通气。

(2)吸氧面罩:普通可覆盖口鼻的面罩,一般都是软质材料制成,无法进行加压给氧通气。

2.鼻罩:只覆盖鼻部的面罩,通常用于无创呼吸机的使用。

3.通气道:

(1)口咽通气道:适用于咽喉部反射不活跃的麻醉或昏迷患者,可解除舌后坠造成的呼吸道梗阻。

(2)鼻咽通气道:适用范围同口咽通气道,但刺激小,恶心反应轻,容易固定,患者端可有侧口,气路端加粗,可防止滑出鼻腔。

(3)喉罩、喉管、食管气管联合导管(联合通气道)等。

(4)气管内导管:通过一定解剖途径(口腔、鼻腔或气管造口)放置于患者气管内的人工气道(声门以下、气管隆突以上)。

(5)支气管内导管:置于左或右主支气管,实施肺隔离和单肺通气的人工气道。可分为单腔和多腔两种类型。目前临床主要使用双腔支气管导管用于肺、食管、胸膜、心脏、脊柱等需要行单肺通气的手术。

前两种通气道需要患者保留自主呼吸,后三种通气道可以连接呼吸机进行机械通气。

(二)安放人工气道时所需的辅助器械

1.喉镜:是用来显露喉和声门结构,以便明视下进行气管内插管的器械。临床上经常使用的有直接喉镜、可视喉镜等。

2.纤维支气管镜:多用于判断和校正支气管内插管的位置、协助诊断和处理麻醉中呼吸道梗阻等问题。3.牙垫:辅助气管导管固定并保护导管不被患者咬瘪而无法进行通气。

4.气管导管管芯:是保持气管导管一定形状的专用器械,辅助气管插管。

5.舌钳和开口器:舌钳可以将舌体牵出口腔,解除舌后坠所致的呼吸道梗阻;开口器用来撬开口腔,安置人工气道,常用于牙关紧闭的昏迷患者。

6.喷雾器:可以向口腔、鼻腔及咽喉部喷洒局部麻醉药的器械,由药瓶、虹吸管、气球、喷雾头组成。

7.插管钳:引导气管导管进入声门的专用器械。

8.负压吸引装置及吸痰管:用于吸除口腔和气管内分泌物、血液的专门器械。

(三)气管插管导管的型号

1.现通常以导管的内径(ID)编号。最小号是2.5mm,即ID2.5号;最大号10.0mm,即ID10号,以0.5号递增。

2.导管外径周长编号,即法制号(F),F号＝导管外径(OD)×3.14,与ID的换算方法为(ID)×4＋2＝F号,F号最小号是10号,最大号是40号。

(四)气管导管套囊

为防止呕吐物、血液或口咽分泌物流入气管,防止控制呼吸时漏气,气管导管一般都配有套囊。

1.标准的套囊充气方法:缓慢给套囊充气,直到正压通气时听不到漏气声为止。

2.气管套囊分为两种:低容高压套囊和高容低压套囊,前者注气后囊内压力可以达到180～250mmHg,与气管黏膜接触面小,压迫气管黏膜可导致黏膜坏死脱落,现已弃用。而现在的气管导管均使用高容量低压力的套囊,囊内最大压力≤30mmHg,而耶鲁大学Gary教授等却认为以最多不超过25mmHg为宜。

(五)喉罩(Laryngeal Mask Airway,LMA)

喉罩是一种特殊型的通气管,在其通气管的前端衔接一个用硅橡胶制成的扁长形装置,其大小恰好能盖住喉头,故有喉罩通气管之称。起源于英国,现已被广泛应用于临床。喉罩设有1、2、2.5、3、4号等型号,分别适用于新生儿、婴儿、儿童和成人。喉罩是在盲探下插入,不需要使用喉镜等辅助设备,故临床使用较为方便。据统计,喉罩的失败率在5%左右,并且不能防止反流误吸。

1.喉罩使用的适应证:

(1)无呕吐反流危险的手术。尤其是困难气管插管的患者,并且可以通过插管型喉罩辅助进行气管插管。

(2)眼科手术适宜使用喉罩。因使用喉罩的应激反应小,对眼内压的影响较小。

(3)行心肺复苏时建立临时人工气道。

(4)适用于不需要肌肉松弛的体表及四肢手术的全身麻醉。

(5)颈椎不稳定患者建立气道的选择。

2.喉罩使用的禁忌证:

(1)饱胃、腹内压过高,有高度反流误吸危险的患者。

(2)呼吸道出血的患者。

(3)咽喉部存在感染或其他病理改变的患者。

(4)通气压力需＞25cmH$_2$O的慢性呼吸道疾病患者。

(5)张口度难以置入喉罩的患者。

(6)气管受压和气管软化患者,麻醉后可能发生呼吸道梗阻。

六、气管插管术:将气管导管或支气管导管插入患者气道

(一)插管前准备:

气管插管前常规进行相关检查,从而决定插管的途径、导管的型号、适于插管的麻醉方法以及是否存在插管困难等。

1.复习病史:既往有无气管插管困难,有无颈椎骨折、下颌外伤、类风湿关节炎、强直性脊柱炎等可能影响气管插管的病史。

2.气道评估:访视患者的同时进行头颈部口腔的常规查体,具体评估方法可参考第二章气道评估部分内容。

3.设备及物品准备:

(1)给氧及通气装置。

(2)面罩(适当大小)、口咽通气道、鼻咽通气道。

(3)气管内导管(适当大小)。

(4)硬性管芯。

(5)麻醉药物(对于清醒患者)。

(6)吸引装置、吸引管及吸痰管。

(7)插管钳。

(8)能够正常工作的喉镜。

(9)听诊器。

(10)牙垫、注射器(套囊充气)、胶布(导管固定)。有条件的科室应备有喉罩、特殊喉镜和特殊气管导管、纤维气管镜、紧急气道通气的器具、呼末二氧化碳监护仪等。

(二)气管插管的适应证

1.需要保障呼吸道开放的手术,如头颈部手术、俯卧位或坐位手术、呼吸道畸形患者。

2.避免胃内容物误吸,如腹内压增高频繁呕吐(如肠梗阻)或饱胃全麻患者。

3.需要长时间正压通气,如开胸手术、需用肌松药的患者、呼吸功能衰竭的患者。

4.需要反复吸除气管内分泌物,如湿肺的患者进行手术或是治疗。

5.某些特殊的麻醉,如术中需要同时使用人工低温术、控制性降压等需要保证术中氧供的特殊手术麻醉。

6.呼吸心跳骤停,需要心肺复苏建立气道的患者。

(三)气管插管的禁忌证

1.绝对禁忌:喉头水肿、急性喉炎、喉头黏膜下血肿等喉梗阻的情况。如遇到上述情况应果断行气管切开术,如暂不能行气管切开可考虑用手边最大注射器的针头进行环甲膜穿刺(可以用多枚针头进行穿刺)。

2.相对禁忌:

(1)呼吸道不全梗阻者禁忌快速诱导插管,不全梗阻在麻醉诱导后可能发生面罩正压通气困难及困难插管,如不能有效通气,后果不堪设想。

(2)主动脉瘤压迫气管者,贸然插管可能造成主动脉瘤的破裂。

(3)合并出血性疾病(如血友病),可能引发口腔,鼻腔及呼吸道出血。

(4)鼻咽部纤维血管瘤、鼻息肉或有反复鼻出血病史患者以及颅底骨折患者禁忌经鼻气管插管。

(四)气管导管型号的选择

准备气管导管时除按标准准备外,还应准备一根小一号的备用。

1.成人女性通常用ID7.0~8.0,插入约21cm的长度。

2.男性通常用ID7.5~8.5,插入约22cm的长度。

3.经鼻插管通常用ID6.5~7.0,应比经口插管的标准长度增加3cm。

4.如有气道狭窄,需经X线片测量气管狭窄内径,减去1.5cm即相当于导管外径,依次准备2根稍小号的导管。

5.儿童大于1岁的小儿可按照下列公式计算所需气管导管的内径和插入深度:

导管号(ID)=年龄(岁)/4+4;导管插入的长度(距门齿,cm)=年龄(岁)/2+12。另外小儿个体差异较大,还应准备大一号和小一号的导管。5岁以下的小儿一般不用带套囊的气管导管,如用带套囊的气管导管则选用小一号的气管导管。

(五)经口气管内插管

1.预充氧:在给予麻醉药的同时,预充氧3~5min。

2.患者的体位:患者平卧,头垫高10cm,麻醉医生右手推患者的前额,使头在枕寰关节处尽量仰伸(嗅花位),使口腔尽量张开。

3.喉镜的置入和声门的窥视:左手持喉镜,自患者的右侧口角置入,轻柔地将舌体推左侧,再把喉镜片移至正中,先看到悬雍垂,然后沿舌背弧度将喉镜正中置入咽部,即可见会厌。如为直喉镜片应挑起会厌,沿镜柄纵轴上提喉镜即可显露声门。如采用弯喉镜片,见会厌后,将弯喉镜片远端伸入舌根和会厌面间的会厌谷,再上提喉镜即可显露声门。

4.气管导管的插入:显露声门后,右手以持笔式持导管对准声门,轻柔插入气管内,直到套囊全进入声门后再置入2cm。

5.导管插入气管的确认:详见本节后续内容。确定导管位置无误后记录导管在门齿处的刻度,供术中出现疑问时进行核对。

6.气管导管的固定:放置牙垫,固定导管。

(六)经鼻气管内插管

1.经鼻气管插管适应证:口内手术、张口困难等需要清醒插管的患者。

2.经鼻气管插管禁忌证:参考气管插管禁忌证。

3.经鼻插管的准备:插管前给鼻黏膜滴入血管收缩药和液体石蜡,导管前端外涂润滑剂。如果清醒插管还应滴入表面麻醉药。选择患者通气较好的一侧鼻孔作为鼻插管入口。

4.导管型号的选择及插管深度:一般较经口插管选择小0.5~1号的导管,也可以直接与外鼻孔比较选择插管型号。深度则要在经口插管深度的基础上深2~3cm,或者在明视下套囊进入声门后再置入2cm。

5.经鼻插管的方法:

(1)明视经鼻气管内插管法:基本上与明视经口插管法相同。需注意掌握导管沿下鼻道推进的操作要领,即必须将导管与面部作垂直的方向插入鼻孔,沿鼻底部出后鼻孔至咽腔,切忌将导管向头顶方向推进,否则极易引起严重出血。鼻翼至耳垂的距离相当于鼻孔至咽后腔的距离。当导管推进上述距离后,用左手持喉镜显露声门。右手继续推进导管进入声门,如有困难,可用插管钳夹持导管前端辅助送入声门。

(2)盲探经鼻气管内插管法:适用于张口度小,无法置入喉镜的患者。与明视经鼻插管不同之处有:宜在较浅的全麻或清醒表面麻醉下进行气管插管,必须保留较大通气量的自主呼吸;需依靠导管内呼吸的气流声强弱或有无,来判断导管斜口端与声门的位置和距离,导管口越正对声门,气流声越响。术者左手调整头位,并触摸颈前区皮肤以了解导管前端的位置,一边右手调整导管前端的位置,同时用耳倾听气流响声。当调整至声响最强时,缓慢推进导管进入声门;另外还可以在纤维支气管镜的辅助下进行插管。

(七)导管插入气管的确认

1.导管插入气管的间接征象:

(1)双肺听诊呼吸音均等对称。

(2)胃内无气流音。

(3)胃无充气膨胀。

(4)胸廓有呼吸起伏。

(5)吸气时肋间隙饱满。

(6)自主呼出较大的潮气量。

(7)呼气时导管内壁出现白色雾气,吸气时雾气消失。

(8)按压胸廓时能从气管导管感受到气流排出。

(9)自主呼吸时呼吸囊有相应的起伏(连接呼吸机)。

(10)脉搏血氧饱和度良好。

2.导管插入气管的直接征象:

(1)明视导管在声门内。

(2)纤维气管镜可见气管环及气管隆突。

(3)二氧化碳呼吸波,被认为是确定导管位置的金标准;

(八)支气管内插管

分为单腔和双腔导管插管。双腔支气管导管(DLT)插管是目前最常用的支气管插管方法。

1.支气管插管的适应证:

(1)肺脏手术:肺化脓症、支气管扩张、肺大泡症,肺癌等。

(2)支气管胸膜瘘手术。

(3)肺结核、支气管扩张等大咯血、咳痰患者的急症手术。

(4)其他胸腔内手术:如食管癌根治术。

2.支气管插管的优点:

(1)双腔支气管插管将两肺分隔开进行控制通气,可避免病肺的脓性或血性溢出物涌入健肺。

(2)避免有些情况下通气不均匀(如支气管切开术)。

(3)有利于单侧吸引和单侧支气管肺灌洗,便于手术暴露。

（4）双腔支气管内插管已成为胸科大手术分隔肺的常规选择。

3.支气管插管的缺点：对于气管支气管解剖变异较大的患者，可能无法插管到位。

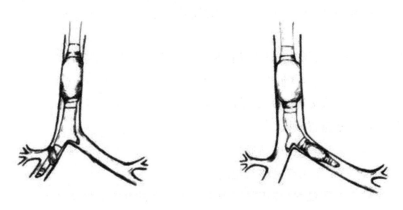

图 4-2　Carlen 和 White 双腔支气管导管

4.操作步骤：

（1）支气管插管位置的选择：一般推荐双腔管放入非手术侧的主支气管，即右肺手术时放左侧双腔管，左侧手术放右侧双腔管。

（2）支气管导管的种类和选择：

1）Carlen 和 White 双腔管（图 4-2）。左侧 Carlen 双腔管是最早用于临床麻醉的双腔导管，在其分支导管附有套囊斜向左侧，便于插入左侧主支气管，套囊的根部有一舌状小钩称 Carlens 小钩，插管后正好骑跨在隆突上。右侧 White 双腔管与左侧 Carlen 双腔管基本相同，长管设在右侧，进入右主支气管，右侧管套囊上开有窗孔，恰好对准右上肺叶支气管口处。Carlen 和 White 管的优点是有隆突小舌钩，可以骑跨在隆突上，使导管对位良好。但操作不当可引起声带损伤，小舌钩断裂或脱落。

2）Robertshaw 双腔管是目前最常用的双腔管，为无菌塑料制成的一次性使用支气管导管，分左侧管型和右侧管型，型号有 F28、F32、F35、F37、F39 和 F41 号。成年男性一般选择 F39-41，成年女性选择 F37-39。因取消了隆突钩，便于导管插入。管腔较大，降低了气流阻力和便于支气管内吸引、也有利于全肺切除术或靠近隆突部位手术的操作。支气管套囊呈明亮的蓝色，有利于纤维支气管镜检查的识别。导管前端都带有黑色标记，可在 X 线下显影。

3）Univent 管是单腔管，在管的前内壁，有一根带套囊可从管外端操纵前后滑动约 8cm 的吸痰管。当这个吸痰管放入预设的支气管并将套囊充气后，就作为支气管的阻塞管（不充气时可进行双肺通气）。特别适用于小儿。放置阻塞管最好借助于纤维支气管镜的引导。其优点是操作简单，且术中变换体位或术后机械通气不需要更换导管。

（3）常规插管操作，以左侧 Robertshaw 双腔支气管导管为例来阐明操作技术。操作前的准备应详细检查双腔管的套囊系统和管腔的连接处。用 3mL 注射器给支气管套囊充气，用 10mL 注射器给气管套囊充气。导管内放置专用金属管芯。声门的显露同气管内插管。导管的插入先将导管远端弯曲的凹面向前，在前端通过声门后移去管芯，然后将双腔管旋转 90°，使双腔管远端弯曲的凹面对向相应的一侧，近端弯曲的凹面向前。在旋转时，应用力提起喉镜，防止咽喉部结构干扰双腔管远端自由旋转。然后继续向下推送直到达到最大的深度，即两侧管腔近端的结合部已接近或处于门齿水平;或者推送时遇到中等程度的阻力,说明导管的前端已确切进入左主支气管内。将气管套囊充气,先用双腔给双肺通气,确认在气管内后,分别夹闭双腔管检查位置。套囊充气和导管固定确定导管位置正确后,方可分别注气充胀气管套囊和主支气管套囊,后者充气量不应超过 3mL。

(4)通过纤维支气管镜插入双腔支气管导管的方法:首先按照上述的常规操作将双腔管插入气管内,直至气管套囊进入声门,将气管套囊充气,用双腔给双肺进行通气。然后经通气环路 L 形接头上的封闭性隔膜将纤支镜插入双腔管的支气管腔内,通过纤支镜将支气管导管推送至相应的主支气管内。

(九)双腔管插入位置的确认

正确的双腔导管的位置是保证单肺通气的关键。正确的位置应该是气管腔的开口位于隆突上 1～2cm 处;支气管管腔的前端应有足够长度进入相应主支气管内,支气管套囊充气后不会突出至隆突上部;支气管导管亦不能过深,防止阻塞肺上叶支气管的开口。方法如下:

常规临床检查法:

(1)公式法:在插管前应该先按照患者身高进行计算,粗略判断导管深度。具体计算方式如下:距门齿距离(cm)=12.5+身高(cm)/10;男性插管深度(cm)=0.11x 身高(cm)+10.53;女性插管深度(cm)=0.11×身高(cm)+10.94;当患者身高为 170cm 时,插管深度为 29cm。随着身高每增加或减少 10cm,插管深度增减 1cm。身高增减不是 10 的整数倍时,适当调整插管深度。

(2)听诊法:导管置入位置正确时双肺呼吸音正常;夹闭单侧管腔,该侧呼吸音应消失,而对侧仍然存在,反之亦然。置入位置不准确则可能有以下几种情况:1)插入太深,双腔管均插入一侧主支气管。双肺听诊时只有一侧肺部有呼吸音,可退出 1 至 2cm,再行听诊直到双侧出现呼吸音。2)插入太浅,双腔均在主气管内。支气管通气时双侧肺部都可以听见呼吸音,另外因为支气管套囊封闭气管造成主气管无法通气。此时可以将导管再向深部置入后再行听诊。3)插入方向相反,如欲插入左侧,而插入右侧主支气管。因右侧支气管与气管成角小,左侧导管有可能进入右侧支气管,此时可重新气管插管或将导管退至主气道,然后在纤支镜的引导下推入左侧主支气管。

(3)呼吸运动观察法。除听诊呼吸音外,还可以通过观察胸廓运动、气道压力、双腔管透明管壁上呼吸湿气的出现和消失等征象来检查导管的位置。位置正常时,单侧夹闭后,胸廓呼吸起伏与呼吸音一致,仅对侧存在;通气侧肺的顺应性正常;无漏气;每次潮气呼吸均有呼吸湿气的出现和消失。但这种方法只能粗略估计导管位置。

(4)纤维光导支气管镜(FOB)检查法。纤支镜是确定双腔支气管位置最准确的方法,也是金标准。当使用左支气管导管时将纤支镜从双腔管的右侧气管腔插入,随着向下推送,可观察到隆突及右侧主支气管;在隆突下的左侧支气管内可以看到蓝色的支气管套囊顶端,且支气管套囊不应向隆突方向疝出,亦未将隆突向右侧推移;未插管的右主支气管应无阻塞。然后将纤支镜从左侧支气管腔插入,检查支气管套囊处的支气管管腔有无狭窄和远侧支气管树有无梗阻;使用右侧双腔管时可从双腔管的左侧气管腔插入纤支镜,向下观察应能看到位于右主支气管内的支气管套囊的顶端。从双腔管的右侧插入纤支镜,在支气管前端的远侧应能看到右中、下肺叶支气管的开口。应定位右肺上叶支气管的开口,向上屈曲纤支镜的前端,直接观察右肺上叶支气管的开口,支气管上的通气孔不应与支气管黏膜相重叠。右上肺支气管开口距离右主支气管开口处较近,有的患者可能右上肺对位困难。

(5)$PErCO_2$ 的监测:可将两个 CO_2 检测仪连接在双腔的两个管腔上,应能看到形状和大小类似的对称波形。

(6)胸部 X 线检查:如果没有合适型号的纤支镜或由于其他原因不能使用纤支镜,采用 X 线检查了确定双腔管的位置是相当有用的。

(十)双腔支气管插管的注意事项

1.右肺主支气管的直径比左肺主支气管者大,且与总气管的夹角比左侧小。因此,支气管导管容易插入过深而误入右主支气管。

2.右肺上叶支气管的开口与气管分叉部十分接近,仅 1.5～2cm,而左肺上叶支气管的开口与气管分叉部的距离较远,约 5cm。因此,当气管导管插入过深误入右主支气管或右侧双腔管插管,套囊充气后,极易将右肺上叶支气管开口堵塞而引起右上肺叶不张。(十一)双腔气管插管的并发症

1.气管支气管破裂:

(1)原因:支气管套囊压力过高。

(2)预防:支气管壁异常者慎用;选择合适型号的导管;防止套囊过度膨胀;转换体位时放松套囊;套囊缓慢充气。

2.创伤性喉炎:双腔管较粗,在通过声门并旋转导管时可能造成声门组织的损伤,应轻柔操作,切忌暴力。

3.双腔管与肺组织意外缝合。

六、困难气道

(一)困难气道的定义

在 1993 年,美国麻醉医师协会(ASA)制订的《困难气道处理实用指南》中定义了困难气道,即指受过正规训练的麻醉医生所经历的面罩通气困难和气管内插管困难的临床情况。

1.面罩通气困难:

(1)麻醉前 $SPO_2 > 90\%$ 的患者,麻醉医生如无他人帮助,用 100% 的氧和正压面罩通气不能维持 $SPO_2 > 90\%$。

(2)在正压面罩通气过程中,麻醉医生如无他人帮助,不能防止和纠正通气不足。面罩通气不足的征象包括(但不限于):SPO_2 下降;测不出 $P_{ET}CO_2$;肺量计监测不到呼出气流或呼出气流不足;听诊无呼吸音或看不到胸廓运动;严重气道梗阻的听诊征象(喉鸣音);气体进入胃使胃部充气扩张;出现与低氧血症或高碳酸血症有关的血流动力学改变(如高血压、心动过速和心律失常等)。

2.气管内插管困难:受过正规训练的麻醉医生采用直接喉镜进行气管插管。

(1)无法看到声门的任何结构。

(2)试插 3 次以上方获得成功或 >10min 才获得成功。根据美国麻醉学会关于处理气道困难专题小组的研究,认为了解气道病史和体检、对患者和器械两方面预先做好准备,对困难气道的处理可能会有良好的效果。

(二)困难气道的分类

没有安全的气道就没有生命的保障,每位患者都有可能出现困难气道,而每位麻醉医生都可能

面临困难气道。如何在临床工作中迅速识别出可能出现困难气道的患者至关重要,但气道评估并不能预测出全部的困难气道。那就要求临床麻醉医生具备扎实的理论基础和临床应变能力。

1.困难插管。

2.困难通气。

3.紧急气道:患者存在通气及插管困难,需要在极短时间内解决通气问题,否则会出现不良后果。

4.非紧急气道:患者虽存在插管困难,但面罩通气良好,麻醉医生有充裕的时间可以尝试多种方法完成气管插管。

5.确定的或已预料到的困难气道。

6.未能预料的困难气道。

(三)困难气道患者建立气道的方法

1.稳定性气道:

(1)清醒自主呼吸(自然气道)。

(2)气管内插管。

(3)气管切开。

2.过渡性气道:

(1)喉罩。

(2)食道－气管联合导管。

(3)环甲膜穿刺＋高频通气。

(四)气道设备的准备

1.喉镜和多种镜片。

2.各种气管内导管。

3.气管内导管的引导器(管芯或弹性探针)。

4.口咽或鼻咽通气道。

5.环甲膜穿刺套装,含高频通气装置。

6.可靠的负压吸引装置。

7.训练有素的助手。

(五)非紧急气道的处理方法

1.各种喉镜片。

2.插管探条。

3.各种类型的喉罩。

4.纤支镜引导气管插管。

5.逆行插管。

6.光棒。

7.其他特殊型喉镜。

(六)紧急气道的处理方法

1.各种类型喉罩。

2.食道－气管联合导管。

3.环甲膜穿刺＋高频通气。

七、机械通气相关模式

人工气道建立后通常需要连接麻醉机(或呼吸机)使用机械通气模式。

(一)机械通气的病理生理目的

1.支持肺泡通气:使肺泡通气量达到正常水平,将动脉二氧化碳分压水平维持在基本正常的范围内。

2.改善或维持动脉氧合:在适当吸入氧浓度的条件下,使动脉血氧饱和度$SPO_2>90\%$(相当于动脉氧分压$PaO_2>60mmHg$)。

3.维持或增加肺容积:吸气末肺脏的充分膨胀,即维持吸气末肺容积,可预防和治疗肺不张及其相关的氧合、顺应性、防御机制异常。

4.减少呼吸功:机械通气做功使患者呼吸相关肌肉做功减少,降低呼吸肌氧耗,改善其他重要器官或组织的氧供。

(二)机械通气的临床目标

1.纠正低氧血症:通过改善肺泡通气量、增加功能残气量、降低氧耗,可纠正低氧血症和组织缺氧。

2.纠正急性呼吸性酸中毒:但动脉二氧化碳分压并非一定要降至正常水平。

3.缓解呼吸窘迫:缓解缺氧和二氧化碳潴留引起的呼吸窘迫。

4.防止或改善肺不张。

5.防止或改善呼吸肌疲劳,减少全身和心肌氧耗。

6.保证镇静和肌松剂使用的安全性。

7.促进胸壁的稳定。

8.适当降低颅内压。

(三)机械通气的分类

1.控制通气(Controlled Ventilation,CV):是指使用呼吸机完全替代患者的自主呼吸,其呼吸频率、潮气量或气道压力,吸呼比及吸气流速均按设定值进行。该模式通常用于严重的呼吸抑制、呼吸衰竭或呼吸停止患者,可以最大限度地降低呼吸做功,有利于呼吸肌肉疲劳恢复。

(1)容量控制模式(Volume Control Ventilation,VCV):在固定潮气量(VT)的模式下进行通气,气道压力在不同呼吸周期之间都可能不同。

(2)压力控制模式(PressureControl Ventilation,PCV):固定每次呼吸周期中吸气时相的压力,但因患者气道阻力的变化,不同呼吸周期之间的潮气量也存在一定的漂移,即潮气量为不确定参数。

2.辅助通气(Assisted Ventilation,AV):是患者自主吸气触发呼吸机进行辅助通气的模式。呼吸机按预设参数提供患者呼吸。

(1)压力支持通气(Pressure Support Ventilation,PSV):呼吸机在患者吸气触发后按预设压力提供压力支持,而流速方式、呼吸深度、吸呼比均由患者自行控制。无自主呼吸或中枢驱动不稳定者不应使用此模式。

（2）同步间歇指令通气（Synchronized IntermittentMandatory Ventilation，SIMV）：是在设置合适指令频率、潮气量、吸气时间或流速以及触发灵敏度等的基础上，呼吸机按预设指令对患者提供正压通气。两次指令之间的呼吸为患者的自主呼吸，而且指令通气与患者的自主呼吸同步。SIMV 既保留了自主呼吸功能，又在逐渐降低呼吸机辅助支持的水平，因而有利于撤机。既可作为长期通气支持的方式，也是准备撤机前使用的序贯模式。

3.持续气道正压（Continuous Positive Airway Pressure，CPAP）：是患者自主呼吸时不管是吸气相还是呼气相，气道内始终维持一定的正压水平（高于大气压）。

4.呼气末正压（Positive End Expiratory Pressure，PEEP）：在机械通气基础上，于呼气末期对气道施加一个阻力。

CPAP 与 PEEP 能保持气道内正压，增加功能残气量，使萎陷的肺泡开放、减少分流、改善氧合。

八、机械通气相关肺损伤

机械通气相关肺损伤（Ventilator Induced Lung Injury，VILI）是指在机械通气过程中发生的与呼吸机密切相关的急性肺部损伤，如炎性反应、气胸、纵隔气肿等。机械通气是一项简单的操作技术，但其带来的问题却客观存在。

（一）VILI 可以分为三大类

1.压力伤：在患者肺顺应性很差的情况下，短时间的压力变化就容易造成肺损伤。

2.容量伤：尽管患者肺部顺应性良好，但一旦超过了肺所能容纳的容量，也会造成肺部损伤。

3.萎陷伤：全麻状态下 10%～20% 的肺泡发生萎陷，机械通气时肺泡多次从萎陷到张开的过程就发生了萎陷伤。

4.生物伤：机械性因素使血管内皮细胞脱落，为炎性细胞活化，与基底膜黏附并进而进入肺内创造了机会，由此激发的炎症反应所致的肺损伤称为肺生物伤，它对 VILI 的发展和最终结局也产生重要的影响。机械通气是一种反生理过程，如果操作不当就会导致术后肺部并发症（PPCs）的发生。PPCs 包括术后炎症、呼吸衰竭和支气管痉挛等等。根据流行病学资料分析，全麻后 PPCs 的发生率约为 5%～40%，每 5 例 PPCs 患者中有 1 例将在术后 30 天内死亡，PPCs 与患者住院时间及死亡率显著相关，所以预防 PPCs 至关重要。

（二）VILI 的易感人群

1.老年人。

2.合并基础疾病患者。

3.术前低蛋白血症、合并感染者。

4.接受大型手术、长期机械通气的患者。

需要注意的是，即使是身体相对健康的患者如果进行不恰当的机械通气也会给患者带来不良的预后。

（三）围术期 VILI 的危险因素

1.正压通气，是围术期急性肺损伤最重要的危险因素。主要原因包括不恰当的潮气量（潮气量过大或单纯小潮气量)、肺部周期性的过度膨胀、长时间高浓度吸氧。真正造成肺部损伤的是气道压力和肺泡的跨壁压。有文献显示,当气道压力>15cmH$_2$O 时随着压力的增加肺损伤风险直线上升。另外潮气量的设置应根据理想体重计算,而不是实际体重。

2.麻醉因素,全身麻醉后通气/血流比失调、大量肺泡萎陷、肺顺应性降低等生理改变使患者更容易发生 PPCs。

3.单肺通气,是围术期肺损伤的重要预测指标之一。单肺通气严重影响通气/血流比,造成肺内分流、低氧血症等,因而容易发生 PPCs。

4.炎症反应,手术打击越大,炎症反应越重,各类炎性因子释放与炎性细胞的聚集引起了肺损伤。

5.围术期大量液体输注,肺水肿加重 VILI。

6.血液制品输注,异体血中的抗白细胞抗体与患者肺部的白细胞发生相互作用导致炎症物质大量释放,继而产生 VILI。

(四)肺保护性通气策略

肺保护性通气策略是指在维持适当的氧合和机体基本氧供的前提下,防止肺泡过度扩张和使萎陷肺泡重新开放,降低 VILI 的发生率,保护和改善肺功能、减少肺部并发症、降低患者死亡率的呼吸支持策略。这种通气策略包括:小潮气量、最佳 PEEP、肺复张、允许性高碳酸血症、低浓度吸氧等。临床上常结合小潮气量、最佳 PEEP 和定时手法肺复张 3 种途径达到预期的肺保护效果。

1.低潮气量,高潮气量和高气道压在机械通气时对患者具有潜在的肺损害作用,尤其是合并肺部基础疾病的患者。主要措施是设定潮气量为 6mL/kg～8mL/kg,尽量使平台压不超过 30～35cmH$_2$O。

2.手法肺复张(Recruitment Maneuver,RM),是通过提高气道压的方式,短暂提高跨肺压,从而使萎陷的肺重新膨胀扩张。在保护性肺通气策略的操作流程中,手法肺复张一定要在 PEEP 之前。没有先行的手法复张,后续的 PEEP 起不到任何作用。常用的肺复张方法有 3 种:

(1)控制性肺膨胀法:选择 CPAP 模式(当呼吸机没有 CPAP 模式时,可用 Spont 模式代替),调整 PEEP 到 30～50cmH$_2$O,维持 20～40s。

(2)压力控制法:选择 PCV 模式,将控制压力调整至 15～20cmH$_2$O,将 PEEP 调整至 25～30cmH$_2$O,使气道峰压达到 40～45cmH$_2$O,维持 2min。

(3)PEEP 递增法:选择 PCV 模式,保持控制压力为 10～15cmH$_2$O,在原有 PEEP 水平上每 30～60s 增加 5cmH$_2$O,直至峰压达到 40～45cmH$_2$O,再逐渐下调 PEEP。

(4)RM 适应证:中重度 ARDS;全身麻醉术后肺不张;呼吸机管路断开吸痰;气管插管术后;心力衰竭等原因所致的严重低氧。

(5)RM 禁忌证:血流动力学不稳定,需要大量血管活性药物维持血压者;存在气压伤及其高危因素,如肺内结构破坏明显、呛咳反射明显等;颅内压增高;胃肠道黏膜缺血性疾病应谨慎实施。

3.最佳 PEEP:PEEP 递减法是目前普遍采用的维持复张效果较好的方法。操作方法是在进行手法复张后设置通气模式为容量或压力模式,设置潮气量 4～6mL/kg,将 PEEP 调至 20～25cmH$_2$O,密切监测 PaO$_2$、SPO$_2$ 及肺顺应性等,以每 5～20min 降低 2cmH$_2$O 的速度下调 PEEP,直至 SPO$_2$能维持在 90% 左右时,在此刻 PEEP 之上的 2cmH$_2$O 被认定为最佳 PEEP。最佳 PEEP 确定后,立即重复进行手法复张,再返回手法复张前的通气模式,并将 PEEP 设置在最佳 PEEP 水平。

最佳 PEEP 禁忌证同肺手法复张。

第五节 基础麻醉

麻醉前在病室或手术室内使患者神志消失所采取的辅助麻醉方法称为基础麻醉。与术前用药相比,区别在于患者意识情况。此时患者对疼痛刺激仍有反应,故须配合应用其他麻醉方法才能进行手术。基础麻醉可以减轻患者术前焦虑和提高痛阈并消除了患者的精神创伤,是医学人文关怀的体现。

一、基础麻醉的适应证

1.需要手术而又不能合作的儿童。

2.精神非常紧张、不能自控的患者。

3.因各种原因而失去自控能力的患者。

二、麻醉前在病室或手术室门口进行的基础麻醉常用方法有

1.氯胺酮肌注:主要用于小儿,一般 $4\sim6mg/kg$ 肌肉注射,对于已开放静脉的患儿也可以 $1\sim2mg/kg$ 静脉注射;患者意识消失较快,也具备镇痛作用,但呈现"分离麻醉"现象。因氯胺酮明显增加腺体分泌,术前应给予足量的抗胆碱药物。另外氯胺酮存在中枢兴奋作用,可辅助适量苯二氮䓬类药物。需要注意的是如果剂量过大也可能出现呼吸抑制作用。

2.硫喷妥钠肌注(现在已不常用):一般用 2.5% 硫喷妥钠溶液按照 $15\sim20mg/kg$ 肌肉注射,体弱者或 3 月龄~12 月龄的婴儿宜减量至 $10\sim15mg/kg$,浓度也宜降低为 $1.5\%\sim2\%$,一次总量 $\leqslant0.5g$。能使患者意识较快消失,但不具备镇痛作用。用药后应密切观察呼吸及循环系统变化。由于药物呈强碱性,肌肉注射的部位应在臀部外上方肌肉深层,禁止注入皮下和动脉,更不能注入神经部位。

3.咪唑安定口服,可用于成人与小儿。口服的用药方式更容易被患者接受,而且还有专门为小儿准备的果味口服液。

4.地西泮口服或肌注。

三、基础麻醉操作基本原则

1.基础麻醉必须由麻醉医生实施,并有麻醉记录。

2.基础麻醉可以在患者进入手术室前或在手术室内进行。

3.注药后应密切观察患者的生命体征,维持患者的呼吸和循环稳定。

4.在基础麻醉下进行其他有创操作时应有麻醉医生观察患者及监护。

第六节 复合麻醉与联合麻醉

1.复合麻醉,曾经也称为平衡麻醉(balanced anesthesia),它是指在同一次麻醉过程中同时或先后使用两种或两种以上的麻醉药物。

(1)全凭静脉麻醉也称作全静脉麻醉(total intravenousanesthesia,TIVA),是指完全采用静脉麻醉药及静脉麻醉辅助药的麻醉方法。

(2)静吸复合麻醉是指将静脉全身麻醉和吸入全身麻醉同时或先后应用于同一次麻醉过程中。

2.复合麻醉的应用原则:

(1)合理选择麻醉药物和剂量。

(2)准确地判断麻醉深度。

(3)加强麻醉管理。

(4)优化用药方案(尽量减少用药种类)。

(5)坚持个体化原则。

3.联合麻醉(combined anesthesia):在同一次麻醉过程中同时或先后使用两种或两种以上的麻醉技术。比如腰硬联合麻醉、硬膜外麻醉联合全身麻醉、各种区域阻滞联合全身麻醉、局麻联合全身麻醉等。

4.全麻与非全麻联合麻醉的优点:

(1)可达到更完善的麻醉效果,患者围手术期安全性更高。

(2)消除患者对手术和麻醉的恐惧心理和精神紧张。

(3)减少全麻药物或局麻药物的应用,从而减少麻醉药物所带来的毒副作用和不良反应;另外因为全麻药物的减量可以使患者苏醒迅速并且完善。

(4)可免用或少用肌松药。

(5)术后可保留硬膜外导管或连续神经阻滞导管,为患者提供完善的术后镇痛。

第七节 监测下麻醉管理

一、定义

在一些局部麻醉或根本不需要麻醉的情况下,需要专业麻醉医生提供特殊的麻醉服务,监护控制患者的生命体征,并根据需要适当给予麻醉药或其他治疗。介于全麻与局麻之间,是镇静镇痛与(或不与)局部麻醉相结合的一个新领域。

二、监测麻醉的目标

1.消除患者焦虑。

2.遗忘作用。

3.为患者提供舒适化医疗。

4.患者无痛苦。

5.保护患者生命安全。

三、监测麻醉的适应证

1.患者面临会引起不适的诊疗操作。

2.一些不需要全麻的中、小型外科手术。

3.不能配合诊疗行为的患者。

四、监测麻醉的实施要求

1.需要由专业麻醉医生来实施。

2.需要进行详尽的术前评估、制订麻醉计划、在实施麻醉的过程中注意监测患者生命体征的改变并及时处理各类问题。

3.术中监测项目：ECG、BP、HR、SPO_2、$P_{ET}O_2$、BIS 等。

4.设备及药物的要求：麻醉机、监护设备、急救设备、静脉或吸入麻醉药、血管活性药物及抢救药物。

五、监测麻醉的并发症

1.氧合和通气不足导致的呼吸抑制。

2.麻醉深度不当和术中患者肢体活动。

3.药物相关性并发症，药物剂量错误或药物直接副作用。

4.监护不当，术中问题未能及时发现及处理。

第八节　全身麻醉常用药物

一、吸入麻醉药

凡经气道吸入而产生全身麻醉的药物，统称为吸入麻醉药(inhalational anesthetics)。吸入麻醉的使用被公认为是现代麻醉学的开始，迄今已有 170 年。

(一)作用机制

由于中枢神经系统结构和功能的复杂性，至今仍不能确切阐明。其中，比较重要的学说有"脂溶性学说""热力学活性学说""临界容积学说""相转化学说""突触学说"及近期提出的"蛋白质学说"等。

(二)理想条件的吸入麻醉药

1.理化性质稳定，易于长期保存，无燃烧爆炸性，与麻醉器械、二氧化碳吸收剂或其他物质接触不产生毒性物质。

2.无异味,对气道无刺激性。

3.在血液和组织中溶解度低,麻醉深度易于调节,可控性强。

4.麻醉作用强,可使用低浓度,以避免缺氧。

5.诱导及苏醒迅速、平稳、舒适。

6.具有良好的镇痛、肌松及遗忘作用。

7.能够抑制异常应激反应,保持机体内环境稳定。

8.在体内代谢率低,代谢产物无明显药理作用及毒性。

9.安全范围大、毒性低、不良反应少而轻,尤其是对循环及呼吸影响小,无致癌、致畸、致突变作用,无严重过敏反应,不污染空气,不损伤手术室工作人员的健康。

10.所需设备简单,使用方便,药源丰富,价格低廉。现有的吸入型全麻药物尚无一个完全符合以上条件,但仍然可以以此作为评价吸入全麻药物的标准。

(三)药理性质

1.分配系数:是指吸入麻醉药分压在两相中达到平衡时的麻醉药浓度比。

(1)血/气分配系数:气体和挥发性液体在血液中的分压与肺泡气内分压达到平衡时,在两相中浓度之比。此系数越大,表明该物质经肺吸收越快,但在血中达到饱和所需要的时间越长。以吸入麻醉药物为例,血/气分配系数越大则诱导及苏醒越慢。

(2)油/气分配系数:气体和挥发性液体在脂肪组织中的分压与肺泡气内分压达到平衡时,两相中浓度之比,代表了该物质的脂溶性。以吸入麻醉药物为例,脂溶性越高则麻醉强度越大。

(3)肺泡最低有效浓度(minimal alveolar concentration,MAC):是指在一个大气压下有50%的患者在切皮刺激时无体动,此时肺泡内麻醉药物的浓度即为1个MAC,单位是体积比(%)。MAC用来衡量吸入麻醉药物的麻醉强度,1个MAC的任何一种麻醉气体产生相同的麻醉效果。MAC值越大说明吸入麻醉药物的麻醉效能越差。

(4)MAC值的临床扩展:MACAwAKE可以理解为患者清醒时的肺泡最低有效浓度,一般为0.3~0.4个MAC;MAC为患者可以耐受气管插管时的肺泡最低有效浓度;MACBAR是阻滞肾上腺素能反应的肺泡最低有效浓度等相关概念。

(5)使MAC升高的因素:体温升高(当体温达到42℃以上时反而下降);长期饮酒者可增加MAC约30%~50%;甲状腺功能亢进;小儿及青少年患者。

(6)使MAC降低的因素:老年人;通过其他方式使用麻醉药;低体温;代谢性酸中毒;休克患者;产妇。

(7)不影响MAC的因素:性别;麻醉时间;昼夜变化;甲状腺功能减退。

(8)几种常见的吸入麻醉药MAC值(表4-6)。

表4-6　常见吸入麻醉药物的MAC值

麻醉药	0.65MAC	1.0MAC	MACawake
氟烷	0.48	0.75	0.3
恩氟烷	1.09	1.68	0.67
异氟烷	0.75	1.16	0.46
甲氧氟烷	0.10	0.16	0.06
氧化亚氮	65.0	101.0	41.0
七氟烷	1.11	1.71	0.68

(四)氧化亚氮(N_2O)

1.麻醉作用极弱,吸入30%~50%的N_2O具有镇痛作用,80%浓度以上才有麻醉作用。

2.肌松作用差,吸入80%浓度时,肌松作用仍不满意。

3.在吸入过程中需充分供氧,避免使用高浓度,并加强吸入浓度、脉率及血氧饱和度的监测。

4.常作为其他吸入麻醉药的基础辅助麻醉。

5.毒性最小,对循环基本无抑制,对呼吸道无刺激,不增加分泌物和喉部反射,对肝、肾无影响。

6.长时间高浓度应用可能对红细胞生成系统有一定损害。

7.N_2O吸入后,大部分以原形经呼吸道排出体外。体内代谢很少,仅0.004%。

8.弥散性缺氧(diffusion anoxia),即吸入时浓度达70%以上的N_2O时有发生缺氧的危险,因而以吸入60%的N_2O加40%的O_2的比例及以下比较恰当。一方面,吸入N_2O超过15min后,血液和组织中即溶解了大量N_2O。停止吸入后,N_2O从血液和组织中大量溢出进入肺泡,稀释了肺泡内O_2浓度,使肺泡内的氧分压降低;另一方面由于血液内的O_2因代谢使其浓度降低,肺内的氧气不断向血液中弥散,造成弥漫性缺氧。故在停止吸入N_2O后,应继续吸纯氧5~10min,将N_2O排出,以避免发生弥散性缺氧。

9.使用N_2O的禁忌证:因N_2O有助燃性,禁忌应用于气道激光手术;可使闭合空腔增大,禁用于肠梗阻、肠胀气、气胸、气脑患者。

(五)恩氟烷(Enflurane)

1.对中枢神经系统的抑制随着血药浓度的增加而逐渐加深,脑电图呈高电压慢波。吸入3%~3.5%的恩氟烷可产生爆发性中枢神经的抑制,有单发或重复发生的惊厥性棘波,临床上可伴有面部及四肢肌肉强直性阵挛性抽搐。

2.恩氟烷降低心排量,吸入1个MAC的恩氟烷即可产生心肌抑制,2个MAC可严重降低心排量。恩氟烷与氟烷、乙醚、甲氧氟烷一样,抑制心交感神经末梢释放去甲肾上腺素。

3.恩氟烷麻醉时心律稳定,心电图上虽可见房室传导时间延长,但对心室内传导并无影响。

4.临床应用的恩氟烷浓度对呼吸道无刺激作用,不增加气道分泌物,增加吸入浓度亦不引起咳嗽或喉疼挛等并发症。与其他吸入性麻醉药相比,恩氟烷是一种较强的呼吸抑制药,对体弱患者可引起呼吸性酸中毒。呼吸抑制主要为潮气量下降,即使呼吸频率增快也不足以代偿潮气量的下降。

5.通过对麻醉后血清酶类的检查证实恩氟烷对肝功能的影响很轻。

6.恩氟烷能产生轻度的肾脏抑制作用,但麻醉后可以迅速恢复。

7.恩氟烷对氯化筒箭毒碱、潘库溴铵等非去极化肌松药有强化作用,其程度随恩氟烷肺泡气浓度增加而增强,作用时间也随之延长。

8.恩氟烷可以降低眼内压,故适用于眼科手术。

9.除使血中醛固酮浓度升高以外,对皮质激素、胰岛素、ACTH、ADH及血糖均无影响。

10.综合以上特点,恩氟烷化学性质稳定,无燃爆危险,肌肉松弛作用好,可与肾上腺素合用,无气道刺激性。故恩氟烷吸入麻醉适用于各部位、各年龄的手术,包括重症肌无力及嗜铬细胞瘤的手术等。

11.禁忌证:严重的心、肝、肾脏疾病,癫痫患者及颅内压过高的患者。

（六）异氟烷（Isoflurane）

1.异氟烷对心功能的抑制小于恩氟烷及氟烷,2个MAC内较安全。

2.异氟烷能降低心肌耗氧量及冠状动脉阻力,但并不改变冠状动脉血流量。

3.异氟烷抑制呼吸与剂量相关,可严重地降低通气量。

4.临床证实异氟烷对患者肝脏无损害。

5.异氟烷对患者肾脏无抑制或损害。异氟烷长时间麻醉后患者血清尿素氮、肌酐或尿酸均不增加。

6.异氟烷对子宫平滑肌肉收缩的抑制与剂量相关。在深麻醉下有较大抑制,因此分娩时若用异氟烷麻醉较深则易引起子宫出血。浅麻醉时胎儿能够耐受,而深麻醉时由于子宫血液灌注降低对胎儿可产生不良影响。在终止妊娠的手术中,异氟烷和氟烷一样增加子宫出血,故实施此类操作时不宜应用异氟烷麻醉。

7.异氟烷因其刺激性气味不适宜行吸入诱导。

（七）七氟烷（Sevoflurane）

1.作为一种新型吸入麻醉药,1993年,我国药监局批准上市,1994年,获FDA批准,现已广泛应用于临床。

2.药代药效学特征:快速摄取,快速诱导;快速排泄,快速苏醒。

3.对呼吸道刺激轻微,气味易于接受,吸入麻醉诱导首选。

4.剂量相关的心脏抑制作用,在浓度<2个MAC时不会增加心率。在动物和人体均证实七氟烷具有心肌保护作用,可以保护心肌细胞缺血再灌注损伤。

5.七氟烷深麻醉可以产生呼吸抑制。

6.七氟烷剂量依赖性的增加脑血流、降低脑血管阻力,但不足以增加颅内压。

7.七氟烷与二氧化碳吸收剂接触会产生少量化合物A。临床实验证实低流量(新鲜气流<1L/min)七氟烷全麻较高流量(新鲜气流6～10L/min)七氟烷全麻患者肾功能检查无明显差异。证明了七氟烷在临床应用的安全性。

8.与其他吸入麻醉药相比,术后恶心呕吐的发生率较低。

9.禁忌证:可疑恶性高热患者(恶性高热家族史、脊柱侧弯、斜视等患者);对于术前已存在肾功能损害的患者因缺乏相关数据支持,应谨慎使用。

（八）地氟烷（Desflurane）

1.目前最新型的吸入性麻醉药,具有刺激性气味,沸点22.8℃,接近室温,显著低于其他吸入麻醉药。因此需装在专用的蒸发罐中使用,该蒸发罐应具有电加温。

2.因其极低的血/气分配系数,可以提供快速的麻醉诱导及苏醒。

3.地氟烷的代谢率极低,是已知的吸入性麻醉药中代谢率最低的。

4.地氟烷抑制心血管功能和心肌收缩力的作用呈剂量依赖性,对迷走神经的抑制大于对交感神经的抑制,存在明显的交感兴奋作用。

5.地氟烷有显著的肌松作用,可以引起剂量相关性神经-肌肉传递减少。

6.对脑血管的作用与异氟烷相似,地氟烷可使脑血管阻力和脑组织的氧代谢率下降,脑血流量增加,颅内压和脑脊液压力增加,增幅与剂量相关。

7.因有呼吸道刺激性不适于吸入麻醉诱导。

8.用量较大,价格昂贵。

9.禁忌证:恶性高热易感患者;嗜铬细胞瘤、缺血性心脏病患者使用地氟烷时应避免交感活性增强;颅内压增高患者不宜单独使用地氟烷进行麻醉诱导及维持。

二、麻醉性镇痛药

临床常用的麻醉性镇痛药多为阿片样物质,多为人工合成。阿片类药物在临床麻醉缓解围术期患者疼痛方面发挥着重要的作用,但其毒副作用及依赖性也为临床医生及患者所担忧。目前对于此类药品的使用必须严格按照国家颁发的《麻醉药品管理条例》进行管理。

(一)阿片受体

主要有 3 种经典型阿片类受体,即 μ、κ 和 δ 受体(表 4-7)。

表 4-7　阿片受体分类

受体类型	效应	内源性配基	激动药代表
μ 受体	脊髓以上镇痛,呼吸抑制,心率减慢,依赖性	β-内啡肽	吗啡、哌替啶等
κ 受体	脊髓镇痛、镇静、缩瞳、轻度呼吸抑制	强啡肽	喷他佐辛、布托啡诺等
δ 受体	脊髓镇痛、缩瞳、调节 μ 受体活性	脑啡肽	—

1.μ 受体激活的效应:

(1)镇痛。

(2)体温降低,对体温调节中枢的直接抑制作用。

(3)呼吸抑制,体现在呼吸频率及幅度的共同下降。

(4)心率减慢、血压下降。

(5)肠蠕动抑制,可导致患者便秘,也可以用来治疗腹泻。

(6)恶心呕吐:发生率为 30%。

(7)皮肤瘙痒。

(8)淡漠、嗜睡及过度镇静。

(9)欣快感及成瘾性。

(10)瞳孔缩小,术中常见"针尖样"瞳孔。

(11)肌痉挛,快速用药可出现胸壁肌肉痉挛而引起呛咳。

2.κ 受体激动的效应:

(1)镇痛:脊髓水平。

(2)镇静。

(3)缩瞳。

(4)利尿。

(5)大脑内的 κ 受体可对抗多种由 μ 受体介导的活性,如呼吸抑制、肠蠕动减慢、依赖性等。

3.δ 受体激动的效应:

(1)镇痛。

(2)抗镇痛:降低 μ 受体激动剂镇痛效果。

(3)降低 μ 受体激动剂引起的戒断症状。

(4)降低μ受体激动剂引起的成瘾性。

(5)介导了吗啡的心肌保护作用。

(二)吗啡(morphine)

1.药理作用:

(1)镇痛:作用于脊髓、延髓、中脑及丘脑的阿片受体,对躯干痛及内脏痛都有效,在发挥镇痛作用的同时还作用于边缘系统从而消除由疼痛带来的焦虑、紧张等情绪改变,甚至产生欣快感。

(2)呼吸抑制:显著呼吸抑制,尤其对呼吸频率的影响。大剂量吗啡可引起呼吸停止,是吗啡急性中毒的主要致死原因。

(3)肠蠕动减慢、胆道平滑肌张力增加,导致胆道内压力增加。

(4)增加输尿管平滑肌张力,使膀胱括约肌处于收缩状态,从而引起尿潴留。

(5)吗啡可引起组胺释放而使支气管平滑肌痉挛、外周血管扩张。

2.药代动力学:

吗啡主要以结合方式经肝脏代谢,但肾脏在吗啡的肝外代谢中起关键作用。其肝脏摄取率高,因而口服给药的生物利用率(20%～30%)显著低于肌肉或皮下注射。吗啡的消除半衰期为2～4h。

3.临床应用:

(1)治疗急性疼痛,8～10mg皮下或肌肉注射。

(2)治疗急性左心衰引起的肺水肿,3～5mg皮下或静脉注射。

4.吗啡禁忌证:

(1)支气管哮喘。

(2)上呼吸道梗阻。

(3)严重肝功能障碍。

(4)伴颅内高压的颅内占位性病变。

(5)诊断未明确的急腹症。

(6)待产妇和哺乳妇。

(7)甲状腺功能减退、皮质功能不全。

(8)前列腺肥大、排尿困难。

(9)1岁以内婴儿。

(三)芬太尼(fentanyl)

1.药理作用:

(1)呼吸抑制:主要表现为频率减慢,持续约10min后逐渐恢复。剂量较大时潮气量也减少,甚至呼吸停止。

(2)对循环系统影响较轻、不抑制心肌收缩力、一般不影响血压、可导致心动过缓。现在仍用大剂量芬太尼进行心脏手术的麻醉。

(3)芬太尼可引起恶心、呕吐,但没有组胺释放作用。

2.药代动力学:

(1)肺脏具有明显的首过效应,一过性摄取芬太尼注射剂量的75%。

（2）脂溶性强,易透过血脑屏障而进入脑组织,也易于从脑重新分布到体内其他组织,尤其是肌肉和脂肪组织。单次注射的作用时间短暂,无明显的再分布问题。如果反复多次注射,产生蓄积,作用持续时间延长,20～90min时会出现第二次血药峰值,但低于第一次。另外反复多次较大剂量注射芬太尼用药后3～4h可出现延迟性呼吸抑制。有时我们会遇到术后苏醒过程中的患者意识清醒,仅表现为呼吸遗忘,不刺激患者他就会自动停止呼吸,这就是延迟性呼吸抑制的表现。

（3）芬太尼主要在肝脏经脱羟作用和羟化代谢。消除半衰期约为4h。

3.临床应用:

（1）主要用于临床麻醉。诱导剂量2～4$\mu g/kg$,术中维持总量应控制在10$\mu g/kg$以内,且最好在手术前半段时间内给予。

（2）体外循环心内直视手术。使用大剂量芬太尼20～50$\mu g/kg$,且必须具备术后机械呼吸支持的条件。

4.不良反应:

（1）快速静脉注射芬太尼可引起胸壁和腹壁肌肉僵硬而影响通气,可通过减慢注射速度或预先给予肌松药处理。

（2）芬太尼也可产生依赖性,但较吗啡和哌替啶轻。

5.禁忌证:芬太尼没有绝对禁忌证,慎用于肝肾功能不全等患者。

（四）舒芬太尼(sufentanil)

1.药理作用:舒芬太尼是芬太尼的衍生物。

（1）药理作用与芬太尼基本相同,作用持续时间约为芬太尼的2倍。

（2）呼吸抑制作用与等效剂量的芬太尼相似,持续时间更长。

2.药代动力学:与芬太尼相似。其消除半衰期为2h左右,但由于与阿片受体的亲和力强,故不仅镇痛强度更大,而且作用持续时间更长。

3.临床应用:舒芬太尼在临床麻醉中也主要用作复合全麻的组成部分。其镇痛作用最强,心血管状态更稳定,更适用于心血管手术的麻醉。其镇痛效能是芬太尼的10倍,即50μg舒芬太尼与500μg芬太尼等效。

（五）瑞芬太尼(remifentanil)

瑞芬太尼为芬太尼族中的最新成员,是有酯键的芬太尼衍生物。

1.药理作用:

（1）纯粹的μ受体激动剂,注射后起效迅速,药效消失快,是真正的短效阿片类药物。

（2）对呼吸有抑制作用,但停药后恢复更快,停止输注后3～5min恢复自主呼吸。

（3）可使动脉压和心率下降20%以上,下降幅度与剂量不相关。

（4）不引起组胺释放,也可引起恶心呕吐和肌肉僵硬。

2.药代动力学:

瑞芬太尼的酯键使其易被血和组织中的非特异性酯酶水解,导致其在停药后迅速被代谢,血药浓度下降迅速。肝肾功能障碍对其药代动力学无明显影响。其消除半衰期为9min。

3.临床应用:

（1）由于瑞芬太尼作用持续时间很短,为维持阿片类药物的作用应在初始单次给药之前或给药后即刻开始输注。

(2)可有效抑制围术期自主神经、血流动力学以及躯体对伤害性刺激的反应。

(3)其缺点是手术结束停止输注后没有镇痛效应,需及时使用替代性镇痛治疗。

(六)布托啡诺(butorphanol)

布托啡诺是κ受体激动剂,其对μ受体是拮抗或部分激动作用。其镇痛效能是吗啡的$5\sim8$倍,仅供胃肠外使用。

1.药理作用:

(1)具有阿片类药物的良好镇痛作用,很少引起呼吸抑制。

(2)很少引起肠蠕动减慢和平滑肌痉挛。

(3)很少引起皮肤瘙痒。

(4)很少引起尿潴留。

(5)躯体依赖性极低。

(6)无明显心血管作用。

(7)主要的副作用为眩晕及嗜睡,老年人以及不能唤醒的深度睡眠者必须加强监测,酌情减低剂量。

2.药代动力学:

(1)布托啡诺的作用持续时间与吗啡相似,其血浆半衰期约$2\sim3h$。

(2)在肝内代谢,大部分随胆汁排出,部分从肾脏排出。

3.临床应用:

(1)患者自控静脉镇痛(PCA)。

(2)静脉单次镇痛。

(3)几乎不引起新生儿呼吸抑制,可用于无痛分娩或剖宫产术后镇痛。

(七)纳美芬(nalmefene)

1.药理作用:

(1)纳美芬对μ受体的亲和力较对δ受体或κ受体强,与阿片受体激动药竞争中枢神经系统中μ、δ、κ受体的作用位点,本身无激动作用。

(2)纳美芬治疗指数高,毒性低,即使剂量增加至$12\sim24mg$也只产生头沉、视力模糊等轻微不良反应。

2.药代动力学:

主要代谢途径是在肝脏与葡萄糖醛酸或硫酸结合后经肾脏排出,其消除半衰期约为8个小时。

3.临床应用:

(1)拮抗阿片类药物的残余作用。可先静脉注射$0.25\mu g/kg$(心脏病患者可从$0.1\mu g/kg$)剂量开始,每$2\sim5min$重复注射1次,直到出现疗效为止,总量一般$\leqslant1\mu g/kg$。

(2)用于阿片类药物急性中毒的救治,从$0.5mg/70kg$静脉注射开始,$2\sim5min$以$0.5mg/70kg$的剂量递增,总量$\leqslant1.5mg/70kg$。

(3)还可用于酒精中毒及酒精成瘾的治疗。

4.禁忌证:禁用于对纳美芬过敏者。

三、常用静脉麻醉药

(一)丙泊酚(propofol):目前最常用的静脉麻醉药

1.药理作用:

(1)高脂溶性,可迅速透过血脑屏障,通过增强 GABA 的作用而产生镇静、催眠与遗忘作用。故起效迅速;作用时间短,苏醒迅速而完全;持续输注后无明显蓄积。

(2)剂量依赖性抗惊厥作用。

(3)可降低脑血流量,脑代谢率及颅内压。对颅内压升高的患者,因伴随有脑血流量的减少而对患者不利。对急性脑缺血患者,因降低脑代谢率而具有脑保护作用。

(4)对呼吸有明显抑制作用,持续 30～60s。

(5)对心血管系统有明显抑制作用,且与患者年龄和注药速度密切相关。

(6)小剂量丙泊酚具有明显的抗呕吐作用。

2.药代动力学:

(1)静脉注射后,在体内迅速再分布,血药浓度下降很快。达到麻醉效应时的血药浓度通常为 $2～5\mu g/mL$,而当血药浓度下降至 $1.5\mu g/mL$ 以下时患者开始苏醒。

(2)分布半衰期为 $2～8min$,消除半衰期为 $1～3h$ 不等。

(3)95%在肝脏代谢后经肾脏排出。

3.临床应用:

(1)麻醉诱导:诱导剂量为 $1～2.5mg/kg$,根据患者年龄、血容量等情况确定诱导剂量。

(2)麻醉维持:由于丙泊酚缺乏镇痛作用,故需复合其他药物共同使用。持续静脉注射的模式可采用微量泵持续推注或连续静脉滴注。其维持剂量一般为 $100～200\mu g/(kg \cdot min)$,或根据手术刺激随时调整注药速度。采用 TCI 模式时血药浓度应维持在 $3～6\mu g/mL$,如复合其他麻醉药物,剂量应酌情减少。

(3)镇静:广泛应用于重症监护室患者的机械通气。一般输注达 $30\mu g/(kg \cdot min)$ 以上便可产生遗忘作用;另外可以作为局部麻醉的术中辅助镇静。

(4)适用于门诊患者行内镜检查、人流手术等短小手术的麻醉。

4.不良反应:

(1)注射痛:丙泊酚刺激皮肤、黏膜和血管内膜而产生疼痛,虽不会产生严重后果,但引发患者不适。可通过减慢注射速度、稀释药物浓度、选择较粗大静脉或提前给予麻醉镇痛药及小剂量局麻药的方法减轻注射痛的发生。

(2)过敏反应:丙泊酚可引起组胺释放,引发过敏反应。临床表现为胸前区出现大片红色斑块或丘疹,极少数患者可发生过敏性休克,对症处理即可。

(3)血压下降:外周血管扩张及心肌收缩力下降导致,可通过补充液体量及使用血管活性药物的方法进行预防及治疗。

(4)心律失常:丙泊酚可以抑制引起心率增加的压力反射,对交感神经的抑制作用大于副交感神经,从而导致运用丙泊酚后有些患者出现心动过缓。相反,有时丙泊酚也可导致患者发生窦性心动过速、室性期前收缩及 ST 段下降等情况。

(5)呼吸抑制:诱导剂量的丙泊酚可引起患者呼吸频率的减慢和潮气量的下降,甚至会出现呼吸暂停。但其抑制时间较短,面罩吸氧的情况下血氧饱和度基本可以维持稳定。如果出现严重的呼吸抑制情况可采取加压给氧或气管插管等方式。

(6)丙泊酚输注综合征:输注速度超过 5mg/kg/h 的长时间输注(>48h)可能导致此综合征。临床表现为不明原因的心律失常、代谢性酸中毒、高血钾和心肌细胞溶解,最终发展成严重的心力衰竭,甚至死亡。如长时间使用应严密监测患者肌酸激酶、乳酸、电解质及血气分析结果。

(7)潜在的成瘾及滥用:丙泊酚可以使机体产生生理和精神上的欣快感,故存在成瘾及滥用问题。

(8)感染:丙泊酚溶液中含有甘油、纯化卵磷脂、豆油和水等成分,适宜于多数细菌和真菌生长。麻醉人员在抽取药液时忽视无菌术可能是增加术后感染的原因。

(9)脂代谢异常:丙泊酚主要是以乳剂为载体,长时间输注会伴有血脂的升高。机体在应激状态下可能导致与血脂清除和代谢有关的酶系改变,使机体代谢和清除脂肪的能力下降。

(10)惊厥样反应:丙泊酚有中枢兴奋作用,但少见。多发生在麻醉恢复过程中,通常为一过性。临床表现为抽搐、躯体战栗、肌张力增加、肌阵挛、角弓反张和癫痫发作等。一旦出现上述情况应立即停止用药,使用苯二氮䓬类药物并保持呼吸道通畅。

(11)性幻觉:自 1987 年以来,与使用丙泊酚相关的各种性幻觉的病例时有报道。通常是接受妇科小手术的女性患者,且多与手术室内有男性医护人员有关。可能是由于丙泊酚的药效学和药代动力学的特性(知觉抑制轻且恢复快),性幻觉发生率比较高。建议在唤醒患者时要有同患者性别的人员在场。

5.丙泊酚禁忌证:

(1)丙泊酚过敏者,绝对禁忌。

(2)严重循环功能障碍。

(3)妊娠与哺乳期的妇女。虽在动物实验中并未发现丙泊酚存在致畸作用,但无明确证据证实其可安全用于妊娠期女性患者;因其脂溶性高可透过胎盘屏障对新生儿产生抑制作用,故应谨慎用于产科手术的麻醉。

(4)高血脂患者,相对禁忌。短期或单次使用(麻醉用)均不会对血脂产生严重影响。

(5)精神病、癫痫病史患者谨慎使用。

(二)氯胺酮(ketamine)

氯胺酮是目前临床应用的静脉麻醉药中唯一可以产生较强镇痛作用的药物,可单独用于手术。但氯胺酮麻醉后精神副反应发生率高,不适合作为成人全麻的主要药物,而广泛应用于各种小儿手术。

1.药理作用:

(1)氯胺酮是中枢神经系统主要的兴奋性受体系统 N-甲基-D-天门冬氨酸(NMDA)受体的非特异性阻断剂,阻断 NMDA 受体传导是氯胺酮产生全身麻醉和某些镇痛作用的主要机制。

(2)接受氯胺酮全麻的患者体征与其他静脉麻醉药不同,患者呈现一种"木僵"状态。往往会出现眼睛睁开凝视、眼球震颤、肌张力增强等表现,眼睑、角膜和喉反射不受抑制,此为氯胺酮麻醉的特征。

(3)氯胺酮增加脑代谢、脑血流和颅内压,故颅内占位性病变者应避免使用。

(4)还可使眼压升高,青光眼患者不宜使用。

(5)氯胺酮在麻醉恢复期有较高的精神异常发生率,表现为视、听、本体感觉错乱及错觉,常伴有噩梦发生。

(6)氯胺酮对心血管的影响主要是兴奋中枢交感神经系统所致,对心肌则有直接抑制作用。通常情况下其心肌抑制作用会被交感兴奋作用所掩盖。临床诱导剂量可使动脉压升高 20%～30%,同时心率增快。

(7)氯胺酮对呼吸的影响轻微,老人及小儿静脉注射速度过快时可出现一过性呼吸暂停,对潮气量的影响较对呼吸频率的影响明显。同时氯胺酮具有支气管平滑肌松弛作用,可增加肺的顺应性,降低呼吸道阻力。

(8)使呼吸道腺体和唾液腺分泌增多,小儿患者尤为明显,不利于呼吸道保持通畅,所以麻醉前应给予抗胆碱药。

(9)氯胺酮无组胺释放作用,过敏反应罕见。

2.药代动力学:

(1)首过效应明显,口服的生物利用率仅有 17%。呈高度脂溶性,可迅速透过血脑屏障。

(2)主要在肝内代谢,通过肝脏药物代谢酶系统 P-450 酶的作用进行生物转化,其分解产物主要经肾脏排出,少量经胆系排出。

(3)消除半衰期约为 2.5～3h。

(4)可迅速通过胎盘,胎儿与母体内血药浓度接近。

3.临床应用:主要用于体表的短小手术、烧伤清创、小儿麻醉、小儿镇静及疼痛治疗。(1)麻醉诱导:静脉注射 0.5～2mg/kg,肌肉注射 4～6mg/kg,老年人及危重患者酌减。需要注意的是对于休克的患者,由于体内儿茶酚胺被大量消耗,此时如果用氯胺酮诱导,其对心血管的作用仅能表现为心肌抑制。所以此时患者血压非但不会升高,反而会大幅下降。

(2)麻醉维持:可与咪达唑仑、丙泊酚及芬太尼联合应用,维持剂量为 0.25～1mg/(kg·h)。需要注意的是氯胺酮长期输注容易出现蓄积现象,导致苏醒延迟,现临床已不常用。

(3)小儿麻醉:适合手术室内外的儿科手术及检查的镇静及小儿基础麻醉;

(4)镇静与镇痛:可作为局部麻醉的辅助用药。

4.不良反应及禁忌证:

(1)苏醒期精神反应,有精神疾病病史或对氯胺酮有精神不良反应的患者禁用。

(2)心血管兴奋作用,严重高血压、动脉硬化、冠心病、心功能不全、肺心病、肺动脉高压及动脉瘤患者禁用。

(3)增高颅内压,颅内高压及颅内占位患者在开颅减压前应禁用。

(4)增加眼内压和眼球震颤,禁用于青光眼以及开放性眼外伤患者,因眼球震颤而不适用于眼科手术及检查。

(5)腺体分泌增多,偶有喉痉挛及支气管痉挛发生,应常规应用抗胆碱药。

(6)其他禁忌证:癫痫、甲状腺功能亢进、嗜铬细胞瘤及休克患者。

(三)依托咪酯(etomidate)

1.药理作用：

(1)通过作用于 GABA 受体而产生中枢抑制作用，无镇痛作用。

(2)在不影响平均动脉压的情况下，脑血流、脑代谢率及颅内压均明显下降，对保持脑灌注有益，因此具有一定的脑保护作用。

(3)对心血管功能的抑制作用小，是本药的优势。尤其是对老年人、危重症患者及循环功能不稳定的患者，麻醉诱导用药首选依托咪酯。对冠状动脉有轻度扩张作用，有利于缺血性心脏病患者。

(4)呼吸抑制作用轻，用量过大或注射过快时偶有呼吸暂停。

(5)依托咪酯对肾上腺皮质功能有一定的抑制作用，但单次注射或短时间应用并不出现具有临床意义的影响。

(6)无组胺释放作用，偶有麻醉后头颈部及躯干上出现红疹的现象。

2.药代动力学：

(1)静脉注射后迅速通过血脑屏障，约 80% 蛋白结合率。

(2)首次分布半衰期为 1.2～5.4min，消除半衰期 2.9～5.3h。

(3)主要由肝脏代谢，大部分经肾脏排出，少量经胆汁排出。

3.临床应用：

(1)麻醉诱导：0.2～0.6mg/kg，一般剂量为 0.3mg/kg。

(2)麻醉维持：作用持续时间短，适用于持续输注以维持麻醉。依托咪酯达麻醉所需的血药浓度为 300～500ng/mL。

(3)短时镇静：如无痛人流、无痛内镜检查、心脏电复律、重症患者行气管插管的镇静等。

4.不良反应与禁忌证：

(1)肾上腺皮质功能抑制，依托咪酯长时间输注(ICU 内镇静)应列为禁忌。

(2)静脉注射痛，处理及预防方法同丙泊酚。

(3)肌肉阵挛和呃逆，10%～60% 的患者在麻醉诱导期出现肌阵挛，并可导致患者术后肌肉痛。用药前给予适量咪达唑仑可以消除或减少此不良反应。

(4)术后恶心呕吐的发生率高达 30%～40%，对于有恶心呕吐倾向的患者最好避免使用依托咪酯。

(5)依托咪酯具有潜在的卟啉生成作用，故禁用于紫质症患者。

(6)癫痫患者禁用。

(7)有免疫抑制、脓毒血症及进行器官移植的患者禁用或慎用。

(四)右美托咪啶(dexmedetomidine)

1.药理作用：

(1)高选择性 α2 肾上腺素能受体激动剂。通过作用于中枢神经系统内的 α2 受体产生镇静、催眠和抗焦虑的作用。与其他作用于 GABA 受体系统的静脉麻醉药相比，可引发并且维持自然非动眼睡眠；主要通过脊髓 α2 受体产生镇痛作用；在镇静镇痛的同时，还具有极强的抗焦虑作用，能有效抑制患者在心理上的恐惧。

（2）右美托咪啶对脑血流及颅内压的影响暂没有明确的数据证明,但在动物实验中,右美托咪啶被证实具有一定的神经元保护作用。

（3）对呼吸影响轻微,患者镇静后通气的变化与正常睡眠状态下相似。呼吸道梗阻的发生率极低,基本不需要呼吸辅助系统。

（4）通过作用于外周肾上腺素能神经突触前膜的 α2 受体,抑制去甲肾上腺素的释放。主要表现为心率减慢、血管阻力降低、间接降低心肌收缩力、心排血量及血压。

（5）抑制唾液分泌,具有止吐作用,并可减弱胃肠蠕动。

2.药代动力学:

（1）绝大部分在肝脏代谢,经肾脏及消化道排出。

（2）分布半衰期约 6min,消除半衰期约为 2～3h。长时间输注可产生明显蓄积作用,会显著影响术后苏醒。

3.临床应用:

（1）麻醉诱导:右美托咪啶不能单独使用进行麻醉,但可以作为辅助用药配合芬太尼、丙泊酚等共同使用。诱导剂量 0.5～1.0μg/kg,使用持续输注的方法于 10～15min 左右注射完毕,可有效地抑制插管过程中的循环波动。

（2）麻醉维持:以 0.2～0.4μg/(kg·h)剂量持续静脉输注,辅助其他镇静及镇痛药物维持麻醉,可使患者生命体征平稳,麻醉更易于管理。因其长时间输注易产生蓄积,故应在手术结束前 40～60min 停药,并减少镇静镇痛药物的用量。

（3）术中镇静:可用于局部麻醉、神经阻滞及椎管内阻滞麻醉的辅助镇静。因其呼吸抑制作用轻,一般不需要人工气道。

（4）ICU 镇静:镇静镇痛及抗焦虑作用,可长时间应用于 ICU 病房,可减少 ICU 内患者的谵妄及认知功能障碍的发生率。

（5）门诊手术及无痛内镜等检查的镇静麻醉。

4.不良反应:

（1）心率减慢,血压降低,可适当使用血管活性药物进行调控。

（2）给予负荷量时患者出现短暂高血压,可适当进行降压处理。

（3）口干。

（4）体位性低血压,进行补液同时使用血管活性药物调控。

5.禁忌证:

（1）高龄患者,减量使用或慎用。

（2）低血容量,因右美托咪啶抑制交感系统,会产生严重循环抑制,故禁用。

（3）心脏传导系统障碍,出现严重心动过缓,慎用或禁用。

（4）肝肾功能不全,代谢障碍,减量使用或禁用。

（5）糖尿病及慢性高血压,减量或慎用。

（6）使用血管扩张药物或抑制心肌收缩力药物,加重循环抑制,禁用。

（7）18 岁以下青少年和孕产妇,无临床试验数据支持其使用安全性。

(五)咪达唑仑(midazolam)

1.药理作用:作用于苯二氮䓬受体。

(1)具有苯二氮䓬类药物所共有的抗焦虑、催眠、抗惊厥、中枢性肌松及顺行性遗忘的作用。

(2)可降低脑代谢率和脑血流量。

(3)剂量依赖性抑制呼吸中枢。

(4)对正常人心血管的影响轻微,可因外周阻力血管扩张引起血压轻度下降。

(5)无组胺释放作用,不抑制肾上腺皮质功能。

(6)药物为脂溶性,可透过胎盘屏障。

2.药代动力学:

(1)首过效应明显,口服生物利用率仅为40%～50%,故剂量需增大到静脉注射剂量的2倍才能获得相同的效果。

(2)属于短效苯二氮䓬类药物,肝脏代谢,肾脏排泄。消除半衰期约为2～3h。

3.临床应用:

(1)麻醉前用药:可通过口服,肌注及静脉注射等方法。

(2)麻醉诱导:剂量0.1～0.4mg/kg,可根据诱导中是否使用其他镇静类用药物而增减药量。

(3)麻醉维持:由于镇静和遗忘作用,可应用于麻醉维持,减少术中知晓的发生。

(4)各类麻醉的辅助镇静:可辅助局部麻醉、神经阻滞及椎管内阻滞的术中镇静。可产生镇静、松弛及遗忘作用,并提高局麻药的惊厥阈值。一般剂量为0.05～0.15mg/kg。

(5)ICU镇静:对于ICU内需要机械通气支持或需要镇静的患者使用,可单独使用或联合其他药物使用。

4.不良反应与禁忌证:

(1)嗜睡、镇静过度及共济失调,需要根据患者具体情况选择用法用量。

(2)对苯二氮䓬类过敏患者禁用。

四、肌肉松弛药及其拮抗药

人体的肌肉共分为三种:骨骼肌、平滑肌及心肌。肌肉松弛药是能使骨骼肌产生松弛作用的一类药物统称。

(一)神经肌肉兴奋传导

1.神经—肌肉接头的解剖基础:神经肌肉接头的组成包括运动神经末梢上的突触前膜、肌细胞侧的接头膜(接头后膜)及前膜与后膜之间宽约50nm的突触间隙。运动神经末梢与骨骼肌纤维共同组成的效应器称为运动终板(图4-3)。

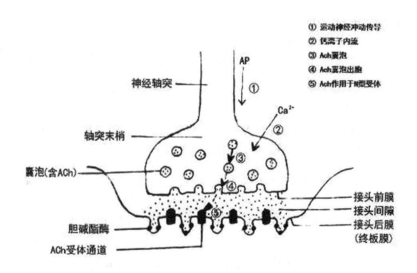

① 运动神经冲动传导
② 钙离子内流
③ Ach 囊泡
④ Ach 囊泡出膜
⑤ Ach 作用于 N 型受体

图 4-3　神经—肌肉接头示意图

2.神经—肌肉接头的信号传导:运动神经传递神经冲动,传导至神经末梢前膜,使前膜上的电压门控钙离子通道开放,钙内流使含有乙酰胆碱的囊泡以胞吐的方式向突触间隙释放。释放到突触间隙内的乙酰胆碱作用于 N 型胆碱受体,导致终板膜离子通道开放,钠离子内流同时钾离子外流,最终使得终板膜瞬间去极化,形成终板电位(EPP)。当终板电位超过肌细胞阈值时,肌细胞出现动作电位,即肌肉收缩。而突触间隙内的乙酰胆碱不管是否与受体结合均迅速被间隙内的胆碱酯酶分解为胆碱和乙酸,胆碱大部分又被神经末梢吸收用于乙酰胆碱的合成。

3.神经—肌肉兴奋传导的特点:

(1)单向性传递,即兴奋只能由突触前膜传递到后膜,不能反向传递。

(2)时间延搁,兴奋传导的过程大约需要 0.5~1.0ms,这是因为化学传导较神经传导速度慢。

(3)易受环境因素影响,影响 N 型胆碱受体及胆碱酯酶功能可间接影响神经肌接头信号的传导和功能。例如有机磷农药可使胆碱酯酶失活,造成乙酰胆碱在终板处的堆积,导致骨骼肌持续收缩;或肌肉松弛剂可以占据 N 型受体,致使乙酰胆碱无法与 N 型受体结合,故产生肌肉松弛作用。

(二)肌松药的理化性质及临床应用

1.肌松药分类:

(1)根据化学结构不同,肌松药可分为氨基甾体类和苄异喹啉类。

(2)根据神经肌肉阻滞性质不同,分为去极化肌松药和非去极化肌松药。两种药物均占据终板后膜上的 N 受体,阻碍乙酰胆碱与 N 受体的结合,区别在于前者引起肌细胞的去极化而后者无此作用。

(3)根据作用时间不同可分为超短效、短效、中时效及长效四类。

2.肌松药药理学:

(1)药效动力学:神经肌肉兴奋传递有较大的安全阀,神经肌肉接头后膜的 N 型受体被阻滞达 75% 以上肌颤搐才能减弱,被阻滞 95% 以上肌颤搐才能完全消失。临床上常以给药到产生最大肌松作用的时间称为起效时间;给药到肌颤搐恢复到 25% 的时间称为临床时效;给药到肌颤搐恢复 95% 的时间称为总时效;以肌颤搐恢复 25%~75% 的时间称为恢复指数。常用 ED_{95},即肌颤搐抑制95%的剂量来指导药物临床应用。置入喉罩通常需使用1至2倍ED_{95},气管插管时需要使用2～3倍的ED_{95},增加剂量可在一定程度上缩短起效时间,但也会相应地延长作用时间及增加不良反应,术中维持可根据药物时效间断追加0.5～1倍的ED_{95}。全身骨骼肌对肌松药的敏感性不同,与呼吸相关的肌肉(咽喉部肌肉及膈肌等)对肌松药的敏感性较躯干四肢肌肉差,可能是与后者肌纤维类型及肌纤维上N型受体较多有关。但肌松药在呼吸相关肌肉的起效时间明显快于其他部位骨骼肌。临床上行肌松监测常选用拇收肌,但拇收肌肌力不能完全反映出其他肌肉及呼吸肌的肌力情况。

(2)药代动力学:肌松药是高度解离的极性化合物,具有很高的水溶性而脂溶性很低,因此不易透过血脑屏障和胎盘。在体内存在多种代谢途径,长时效肌松药很少代谢而以原形经肾脏排出,肝脏代谢是次要途径;中时效药物主要经肝脏代谢随胆汁排出,其中顺式阿曲库铵主要在组织中经Hoffmann降解,不依赖肝肾功能;短效及超短效药物在血浆中被假性胆碱酯酶降解。不同部位肌肉组织内的药物浓度达到峰值的时间并不一样,受心排血量、心脏至该肌肉组织之间的距离和组织血供等因素影响。药物必须从血浆进入肌肉组织才能产生阻滞作用,然后从肌肉组织返回血浆肌松作用才能消除。因此从药代动力学特点可知一些疾病和药物的相互作用可以改变肌松药的药效,脏器及代谢功能可以影响肌松药的作用时效。表4-8为临床常用肌松药的一些药理性质。

表4-8 常用肌松药药理性质

	(mg/kg)	(mg/kg)	(min)	(min)	(min)
琥珀胆碱	0.3～0.6	1.0	1.0	6～12	12～15
米库溴铵	0.08	0.2	2～3	12～15	30
阿曲库铵	0.2	0.3～0.4	2～3	40～50	50～70
顺式阿曲库铵	0.05	0.2	2.6～2.7	66～70	83～91
罗库溴铵	0.3	0.6	1.5	23～75	60～70
维库溴铵	0.04	0.08～0.1	2～3	45～60	60～80
泮库溴铵	0.05	0.08～0.1	2～3	90～100	120～150

3.肌松药的临床应用:

(1)消除声带活动顺利完成气管内插管。

(2)满足各类手术或诊断、治疗对肌松的要求。

(3)减弱或终止某些骨骼肌痉挛性疾病引起的肌肉强直。

(4)消除患者自主呼吸与机械通气的不同步。

(三)去极化肌松药——琥珀胆碱(succinylcholine)

1.药理作用:唯一应用于临床的超短效去极化肌松药,化学结构与乙酰胆碱类似,与终板后膜的N型胆碱受体结合并产生终板电位。但其与N受体的结合力远远大于乙酰胆碱,且不能被胆碱酯酶水解。

2.临床应用:剂量1mg/kg的琥珀胆碱可以在60s内使肌肉完全松弛,部分患者可以在30s内完成气管插管,呼吸恢复时间约4～5min。常与非去极化肌松药前后复合使用。

3.不良反应及禁忌证:

(1)肌肉痛:与肌肉纤维成束收缩有关,部分患者可出现肌红蛋白尿及血清肌酐升高等肌肉纤维损伤的表现。用小剂量(1/10临床剂量)非去极化肌松药预处理可以明显减轻肌肉收缩的强度。

(2)眼内压升高:对闭角型青光眼患者,开放性眼球损伤的患者应禁用。

（3）颅内压升高：神经外科手术及颅内压升高的患者应禁用。

（4）胃内压升高：正常患者胃内压升高超过 $28cmH_2O$ 即有可能引起胃内容物反流导致误吸。而腹内压增高的患者，如妊娠、腹水、盆腹腔巨大占位、肠梗阻患者更易发生反流误吸，应谨慎使用。

（5）心律失常：因琥珀胆碱不仅可以作用于神经肌接头的 N 型受体，也可以作用于心脏等组织的 M 型受体，从而可能诱发多种心律失常。主要表现为窦性心动过缓、结性心律和室性心律失常，阿托品可对抗此不良反应。

（6）高钾血症：琥珀胆碱作用于终板后膜可导致钾离子外流，一般血钾浓度升高在 $0.5mmol/L$ 左右，正常患者可以耐受。但对于已经存在高钾血症，例如肾衰、代谢性酸中毒的患者可能会发生严重高钾血症，应禁用。各种原因引起的肌肉失去神经支配、长期制动、卧床、肌纤维营养代谢变化均会导致肌纤维上的乙酰胆碱受体上调，且分布范围不仅仅局限于神经肌接头部位，而是广泛分布于整个肌纤维表面。此时应用琥珀胆碱可引起显著的血钾升高，其升高程度与失去神经支配的肌纤维数目有关。另外大面积组织损伤、大面积烧伤、严重感染、破伤风等患者都应列为禁忌证。

（7）咬肌痉挛：静脉注射琥珀胆碱后 $1\sim2min$，咬肌肌力不是消失反而增强。咬肌痉挛可能是恶性高热的前驱症状，但并不绝对。

（8）恶性高热（Malignant Hyperthermia，MH）：常染色体显性遗传疾病，是目前所知的唯一可由常规麻醉用药引起围术期死亡的疾病，有家族史。表现为全身肌肉的强烈收缩、体温急剧升高、严重的代谢性酸中毒、肌红蛋白血症及肌红蛋白尿，死亡率极高。特效药物为丹曲林，但受条件限制一般医院无备药，所以治疗方法以对症治疗为主。

（9）Ⅱ相阻滞：琥珀胆碱持续静脉滴注超过 30min 或反复静脉注射总量达到 $7\sim10mg/kg$ 时由于终板后膜上的 N 型受体长期被占据，而不能正常再与乙酰胆碱结合产生终板电位，导致肌肉不能正常收缩而长期呈现松弛状态称之。某些假性胆碱酯酶异常疾病（如肝功能受损）的患者在使用少量琥珀胆碱时，也可能出现Ⅱ相阻滞。在出现Ⅱ相阻滞的早期停用琥珀胆碱肌力可以迅速恢复。Ⅱ相阻滞是由去极化阻滞转变为非去极化阻滞，所以可以应用抗胆碱酯酶药物新斯的明进行拮抗。

（四）非去极化肌松药

药理作用：

（1）骨骼肌松弛：非去极化肌松药与神经肌接头内的乙酰胆碱竞争终板后膜的 N 型胆碱受体。与受体结合后并不会产生终板电位，从而使肌肉呈松弛状态。

（2）循环系统：部分甾体类肌松药，例如泮库溴铵具有抑制窦房结 M 受体的作用，可引起心动过速；因维库溴铵在化学结构上不具有 M 胆碱受体激动部分，故不会引起循环改变；而罗库溴铵心血管作用介于二者之间。

（3）呼吸系统：气道平滑肌上分布有 M 型胆碱受体，调节支气管的舒张功能。瑞库溴铵因其与 M 受体的亲和力强而可引起支气管严重痉挛，现已退出医疗市场。目前临床使用的非去极化肌松药与 M 型受体的亲和力较低，故呼吸系统不良反应发生率低。

（4）组胺释放作用：非去极化肌松药相关的过敏和类过敏反应应引起足够重视。据报道围术期 $>60\%$ 的药物过敏反应由肌松药引起。季铵类肌松药的季氨基团能被免疫系统识别，因此产生过敏反应。类过敏反应不由免疫系统介导，不产生特异性抗体。临床上很难区分过敏和类过敏反应，但治疗方法基本相同。

(五)常用非去极化肌松药

1.顺式阿曲库铵(cis-atracurium):中效苄异喹啉类,ED_{95} 量为 0.05mg/kg,起效时间约为 7.5min;Hoffmann 代谢,不依赖肝肾功能;即使给予 8 倍的 ED_{95} 也无组胺释放作用;血流动力学影响作用小。

2.米库溴铵(mivacurium):短效苄异喹啉类,ED_{95} 量为 0.08mg/kg,起效时间 3~6min,消除半衰期约 2min;血浆胆碱酯酶水解,不依赖肝肾功能;0.2mg/kg 剂量时有 1/3 患者可因组胺释放引起一过性低血压和面部红斑,减少剂量或减慢给药速度可减轻此作用。

3.泮库溴铵(pancuronium):长时效甾体类肌松药,ED_{95} 量为 0.05mg/kg,3~4 倍的 ED_{95} 可在 90s 内完成气管插管,总时效约为 120min;大部分经肝脏代谢,肾脏排出;轻度迷走神经阻滞及交感兴奋作用。

4.维库溴铵(vecuronium):中时效甾体类肌松药,ED_{95} 量为 0.04mg/kg,起效时间 4~6min。无心血管兴奋作用,亦无组胺释放作用。

5.罗库溴铵(rocuronium):起效最快的中时效甾体类非去极化肌松药,ED_{95} 量为 0.3mg/kg,3 倍 ED_{95} 可在 1min 左右完成气管插管;临床剂量的罗库溴铵不引起循环改变及组胺释放;消除依赖肝肾功能,老年人及肝肾功能障碍者应用量酌减或慎用。

(六)肌松药残留阻滞作用防治

现临床常用肌松药多为短效或中效,但术后肌松药残留阻滞作用仍时有发生,并可发生严重并发症,甚至危及生命。

1.肌松药残留的危害:

(1)呼吸肌无力,肺泡有效通气量不足,导致低氧血症及高碳酸血症。

(2)咽喉部肌无力,导致上呼吸道梗阻,增加反流误吸风险。

(3)咳嗽无力,无法有效排出气道分泌物,引起术后肺部并发症。

(4)颈动脉体缺氧性通气反应受抑制,引发低氧血症。

(5)患者感觉乏力,苏醒期躁动发生率增加。

2.肌松药残留的原因:

(1)未根据患者病情特点合理选用肌松药。

(2)给予长时效或多次应用肌松药。

(3)使用肌松药的同时使用了具有协同作用的药物。

(4)个体差异、高龄、女性、肌肉不发达及慢性消耗性疾病患者肌松药作用时间延长。

(5)低体温、酸碱失衡、电解质紊乱均延长肌松药的代谢和排出以及乙酰胆碱的合成与释放。

(6)肝肾功能严重受损。

(7)神经肌肉疾病患者。

3.肌松残留的评估:

(1)肌松监测:目前能够确切评估肌松效果最可靠的方法,以 TOFR<0.9 提示存在肌松残留。

(2)临床体征:患者清醒,呛咳及吞咽反射恢复;头部可以抬高离床持续 5s 以上;呼吸平稳、频率在 10~20 次/min,最大吸气压≤-50cmH_2O;PETCO_2 和 PaCO_2≤45mmHg。满足上述体征可辅助判定肌松药的残余情况。

4.去极化肌松药残留作用的拮抗:目前没有安全的拮抗药,因此对琥珀胆碱引起的迁延性呼吸抑制最好的办法就是维持机械通气及循环稳定。

5.非去极化肌松药残留作用的拮抗:

(1)胆碱酯酶抑制剂:新斯的明(neostigmine)是临床上最常使用的胆碱酯酶抑制剂,可抑制神经肌接头内胆碱酯酶的活性而增加乙酰胆碱的浓度,竞争性拮抗非去极化肌松药的残留作用。但在拮抗肌松残留的同时也会增加体内其他部位乙酰胆碱的浓度,从而出现肠蠕动增强、分泌物增多、支气管收缩和心率减慢等 M 型胆碱受体兴奋的不良反应。因此在使用新斯的明的同时需应用抗胆碱药物,首选格隆溴铵,但我国常用阿托品。新斯的明拮抗肌松残留的效果与其剂量和拮抗时机密切相关。新斯的明 0.02～0.07mg/kg 静脉注射,起效时间 2min,作用时间持续 2h。0.07mg/kg 为封顶剂量,此时胆碱酯酶活性已完全被抑制,再追加药量也不能得到更好的效果。因此在给予封顶剂量新斯的明后仍有肌松残留应继续进行有效的人工通气,并分析原因采取必要措施。当肌松监测(TOF)出现 2 个反应或患者恢复自主呼吸之后才可以考虑使用新斯的明进行拮抗。阿托品的剂量一般是新斯的明的半量或 1/3,需根据患者心率调整阿托品的用量。

(2)胆碱酯酶抑制剂(新斯的明)注意事项:

1)下列情况禁用或慎用新斯的明:支气管哮喘;心律失常,尤其是房室传导阻滞,心肌缺血,瓣膜严重狭窄;机械性肠梗阻;尿路感染或尿路梗阻;孕妇;溴化物过敏等。

2)下列情况禁用或慎用阿托品:痉挛性麻痹与脑损伤的小儿;心律失常,充血性心力衰竭,冠心病,二尖瓣狭窄;反流性食管炎;食管与胃运动减弱;青光眼;溃疡性结肠炎;前列腺肥大及尿路阻塞性疾病等。

3)凡禁用胆碱酯酶抑制剂或阿托品者,须进行有效人工通气,直至自主呼吸恢复满意。

(3)布瑞亭(Sugammadex):是新型氨基甾体肌松药的特异性拮抗剂。其以一个分子对一个分子的形式选择性、高亲和性的包裹罗库溴铵或维库溴铵后经肾脏排出。血中及组织中的肌松药浓度迅速下降,神经肌接头功能恢复常态。

(七)肌松药临床应用注意事项

1.严格掌握肌松药临床应用的适应证及禁忌证。

2.应用肌松药前必须准备人工呼吸设备,术毕也必须进行人工呼吸直至肌松药作用消退,呼吸功能恢复正常。

3.高度重视术后肌松药残留阻滞作用,术毕无明确指征表明肌松作用已消退,应进行肌松药残留作用的拮抗。

4.对不能进行面罩通气的困难气道患者禁止使用肌松药。

第九节 麻醉机

麻醉机是可用于实施全身麻醉、供氧及进行辅助或控制呼吸的一种麻醉科必备机器。

麻醉机最基本的工作方式是接受气源供给的医用气体,将气体减压到一个安全的压力水平并控制流量,使挥发性麻醉药物蒸发后按照一定体积比例混入新鲜气流后通过呼吸回路输送给患者。麻醉机主要组成部分包括供气装置、流量计、麻醉蒸发器、呼吸回路、麻醉呼吸机、监测和报警装置、麻醉废气清除系统以及各种附件与接头等(图4-4)。

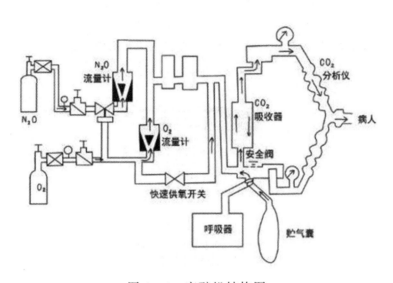

图4-4 麻醉机结构图

(一)供气装置

麻醉机内部按照回路压力高低可分为高压、中压和低压回路三部分。

1.气源:

现代麻醉机一般配有氧气、氧化亚氮以及空气的管道进气接口,通过硬性皮管与医院中心供气系统或压缩气筒连接。

(1)中心供气系统:气体经过管道入口接头连接麻醉机,为防止麻醉机的管道气源接口错接,一般采用气体专用、符合口径安全系统(diameter index safety system,DISS)的螺纹接头。接头下方设有单向阀,防止气体自麻醉机向管道或空气中反流。

(2)钢瓶气源:钢瓶均由能抗物理和化学因素、耐高温的全钢制成,筒壁至少厚0.94cm,包括筒体、阀门和保护帽。钢瓶具备轴针安全系统(pin index safety system,PISS)是防止钢瓶误接的保险装置。

2.压力表和压力调节器:

(1)压力表:用来指示压缩气体的压力。有些压力调节器上装有两个压力表,一个是高压表,指示压缩气体压力;另一个是低压表,用来测量减压后的气体压力。

(2)压力调节器:又称减压阀。把高压气源高而变化的压力降为低而稳定的压力,供麻醉机安全使用。

3.流量计:流量计能准确地控制新鲜气流量。

(1)玻璃流量计:最常用的为悬浮转子式流量计,基本结构包括流量控制阀、带刻度的流量管和轻金属制的浮标。

(2)电子流量计:新型麻醉机已采用电子流量计代替传统的玻璃流量管,以数字/图形形式显示在面板上。

4.配比系统:控制新鲜气体的输出比例,使气体输出的最低氧浓度保持在 23%~25%。(1)N_2O-O_2 流量计联动装置:N_2O 和 O_2 流量计通过齿轮用链条连接,使得在降低 O_2 流量的同时,N_2O 流量降低的更多,始终保证 O_2 的输出浓度≥25%。当单独旋开 O_2 流量计时,N_2O 流量计保持不动;当旋开 N_2O 流量计时,O_2 流量计会随之联动,以确保所需氧浓度(图 4-5)。

(2)氧比例监测装置:该装置由 O_2 室、N_2O 室和 N_2O 从动控制阀及可活动横杆组成。气体回压的压差决定横杆移动方向,从而调节或关闭氧化亚氮从动控制阀。

(3)局限性:即使有了配比系统,麻醉机仍有可能输出低氧性气体。

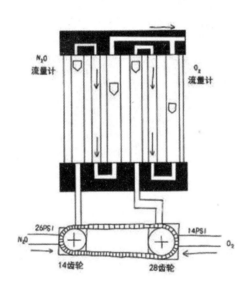

图 4-5　N_2O-O_2 流量计联动装置

(二)蒸发器

蒸发器是麻醉机为患者提供吸入麻醉药蒸汽的重要装置。目前使用的是带有温度、压力和流量补偿作用、计算机控制、流量感应式蒸发器,以排除温度、流量、压力等因素的影响,从而精确地稀释麻醉药蒸汽的浓度。

(三)呼吸回路

呼吸回路的功能是向患者输送氧和麻醉气体,清除患者排出的二氧化碳。

1.呼吸回路分类:呼吸回路主要根据呼吸气体与大气相通程度、呼气再吸入量、有无储气囊、有无二氧化碳吸收罐及导向活瓣等情况进行分类(图 4-6)。

(1)呼出气体完全不被重复吸入为开放式或无再吸入式。

(2)无二氧化碳吸收装置,有部分呼出气体被重复吸入的半开放式。

(3)有二氧化碳吸收装置,大部分呼出气体被重吸入的半紧闭式。

(4)有二氧化碳吸收装置,呼出气体全部(二氧化碳经碱石灰吸收后)被重复吸入的紧闭式。

2.目前临床上最常用的麻醉通气系统是循环回路系统。根据新鲜气流量的高低,该系统可分为半开放、半紧闭和紧闭型。

(1)半开放型回路不存在二氧化碳吸收装置,系统工作时需较高的新鲜气流量。

(2)半紧闭回路存在部分复吸入及二氧化碳吸收装置,是最常用的回路系统。

(3)紧闭回路工作时,新鲜气流量等于患者单位时间内的消耗量,二氧化碳被吸收后,呼出气全部复吸入,呼吸机溢气阀(减压阀或 APL 阀)或排气阀处于关闭状态。

(4)循环回路系统有 7 个重要组成部分:

1)新鲜气源。

2)吸入、呼出单向阀。

3)吸入、呼出螺纹管。

4)Y 形接头。

5)溢气阀或减压阀(也称 APL 阀)。

6)储气囊。

7)二氧化碳吸收装置。新鲜气流经麻醉机总气体出口进入回路系统,呼气单向阀和吸气单向阀能确保气体在螺纹管内单向流动。

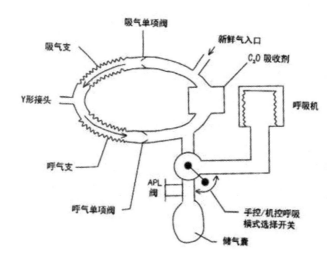

图 4-6　呼吸环路示意图

(四)二氧化碳吸收装置

呼吸回路的功能除了向患者提供氧和麻醉气体,还应清除患者排出的二氧化碳。理想的二氧化碳吸收剂应具备以下特点:与常用的吸入麻醉剂不发生反应、本身无毒性、气道阻力低、价格低廉、使用方便、吸收效率高。

1.CO_2 吸收罐:现代麻醉机的 CO_2 吸收罐由 1~2 个单独放置或串联在一起的透明塑料罐组成,罐内填装二氧化碳吸收剂。该吸收罐由导向活瓣控制气流方向,气流自上向下或自下而上通过。

2.CO_2 吸收剂:目前常用的 CO_2 吸收剂主要有两种:钠石灰和钙石灰。

(1)钠石灰:主要成分包括80%氢氧化钙、15%水、4%氢氧化钠和1%氢氧化钾。常加入少量二氧化硅作为赋形剂。

（2）钙石灰：主要由氢氧化钙和氯化钙组成。优点是不含强碱性物质，降低或消除呼吸回路起火的可能性；缺点是吸收效率差，价格较昂贵。

（3）吸收能力：100g 钠石灰最大吸收能力为 26L 二氧化碳，100g 钙石灰仅能吸收 10.2L 二氧化碳。吸收剂的吸收效率由化学利用度和物理利用度（即颗粒大小）共同决定。颗粒过大，接触面积小，影响吸收效果；颗粒越小，吸收面积越大，但气流阻力也会相应增加。

（4）指示剂：CO_2 吸收剂与 CO_2 反应后由碱性变为中性，加用适当指示剂观察颜色的变化可了解 CO_2 吸收剂的消耗程度。

（五）麻醉呼吸机

麻醉呼吸机是现代麻醉机的主要部件之一。与常规呼吸机相比麻醉呼吸机要求性能稳定，而呼吸模式通常相对简单。常见通气模式有以下几种：

1.容量控制通气（volume control ventilation，VCV）：设定潮气量和频率，呼吸机按设定呼吸参数进行通气，依靠胸肺的弹性回缩力被动呼气。设定潮气量 8～12mL/kg，频率 8～12 次/min，吸呼比 1:1.5～1:2.0。

2.压力控制通气（pressure control ventilation，PCV）：设定吸气压力和呼吸频率，达到最大吸气压力后吸气期保持此压力，通常设定吸气压力为 10～15cmH$_2$O。

3.持续呼吸道正压通气（continuous positive airway pressure，CPAP）：是指在整个呼吸周期的吸气相和呼气相均保持一定的正压，增加功能残气量。在呼气相保持呼吸道和肺泡处于一定的扩张状态，防止肺泡发生萎陷，改善肺顺应性和通气/血流比。

4.呼吸末正压（positive end expiratory pressure，PEEP）：指在控制呼吸或辅助呼吸时，于呼吸末期在呼吸道保持一定的正压。有利于维持小气道开放和肺泡扩张，增加功能残气量，具有改善肺泡换气功能，是有效纠正肺换气性低氧血症的医学干预技术。主要用于急性呼吸窘迫综合征（ARDS）和肺不张患者。

（六）麻醉废气清除

系统多数情况下，用于麻醉患者的气体量远远超过该患者的实际需要量，因此废气清除系统用于排出过剩的气体，以免造成手术室内的空气污染。

第五章　麻醉技术

第一节　吸入全身麻醉

吸入麻醉是指麻醉药经呼吸道吸入肺内,经肺泡进入血液循环,到达中枢神经系统而产生全身麻醉的方法。其特点是麻醉深浅易于控制,用药较单纯,药物在体内分解代谢少,大多以原形的形式从呼吸道排出,安全性较静脉麻醉可靠。但诱导不如静脉麻醉迅速,若无排污措施易造成手术室环境污染。

一、吸入全身麻醉实施方法

传统的吸入麻醉按重复吸入程度及 CO 吸收装置的有无分为开放、半开放、半紧闭、紧闭法四种;现今,由于计算机技术在麻醉领域的应用,产生了计算机自动控制的吸入麻醉方法。

(一)开放法

用带边槽的金属网面罩,覆以 4~8 层纱布,直接将挥发性麻醉药(如乙醚)滴至纱布上。或用金属口钩挂于患者口唇内侧,将 O 和吸入麻醉药的混合气体直接吹入口腔、咽部或气管内。这种方法所用的设备简单,操作简便,但不易有效控制麻醉药量及麻醉深度,且造成环境污染,目前已很少应用。

(二)半开放法

半开放法装置的特点:不用吸入活瓣,无 CO 吸收装置,输出麻醉药与氧气的混合气体进入贮气囊和螺纹管内供患者吸入。呼出气体大部分通过"逸气活瓣"排至外界大气,仅很小部分被再次吸入。这种装置称"不用 CO 吸收的半紧闭法",又称"半开放法"。

(三)半紧闭法

指呼出气体的一部分排入大气中,另一部分通过 CO 吸收装置吸收 CO 后,再重新进入倒吸吸入气流中。由于环路中安装 CO_2 吸收装置,CO 留的可能性比半开放式更小。这是目前最常用的麻醉方法之一,使用的环路为循环式呼吸环路。

(四)紧闭法

指呼出的麻醉气体被患者再吸收而反复利用,CO 经吸收装置被全部吸收,流量小于 1L/min(仅略大于或等于患者麻醉期间的代谢需要),此法的优点是吸入气体温度计湿度接近体内,不会造成气道黏膜干燥;因麻醉药重复吸入、浪费较少,且不污染室内空气;便于施行辅助或控制呼吸。

(五)计算机全自动控制吸入麻醉

计算机全自动控制吸入麻醉是一种闭合环路的麻醉,是将现代微型电子计算机技术,流量控制技术,现代呼吸、循环、药物监测技术及多年来的吸入麻醉技术相结合,以重要生命体征(EEG、脉搏、血压等)、挥发性麻醉药浓度及肌松程度为效应反馈信息来自动控制吸入麻醉药输入的技术。可有效提高麻醉安全性,减轻麻醉医师的脑力和体力工作,代表了吸入全身麻醉的发展方向。

二、吸入麻醉药的吸收、分布与消除

（一）吸入麻醉药物的影响因素

吸入麻醉药在肺泡被吸收后由血液循环带入中枢神经系统，作用于一些关键部位而产生全身麻醉作用。因此，吸入麻醉药在脑内的分压是决定其麻醉深度的主要因素。脑组织内麻醉药的分压又取决于麻醉药在肺泡气中的浓度。肺泡气麻醉药物浓度的高低是进入肺泡的麻醉药与血液从肺泡中所摄取的麻醉药相平衡的结果。其决定因素与以下几点有关：

1.麻醉药吸入的浓度吸入气麻醉药浓度越高，进入肺泡的吸入麻醉药越多，肺泡气麻醉药浓度上升越快。

2.每分钟肺泡通气量的大小肺泡通气量越大，则在单位时间内进入肺泡内的吸入麻醉药浓度愈高。

3.血/气分配系数吸入麻醉药的血/气分配系数越大，流经肺毛细血管单位体积的血液能从肺泡中摄取的吸入麻醉药越多，肺泡气中的麻醉药浓度上升越慢。吸入麻醉药的可控性与血气分配系数的大小成反比。

4.每分钟肺灌流量的大小理想的肺通气/灌流比率为 0.82，心排血量越大，单位时间里流经肺泡的血液越多，则血液从肺泡摄取的吸入麻醉药总量越多，肺泡气的麻醉药浓度上升越慢。

5.肺泡气混合静脉血麻醉药分压差越大，吸入麻醉药从肺泡气向血中转运的速度越快，肺泡气的麻醉药浓度上升越慢。

（二）吸入麻醉药的分布

1.吸入麻醉药在血液和组织之间也存在分压差，其决定因素为组织/血气分配系数，组织的体积、组织的血流量以及动脉血与组织中的吸入麻醉药的分压差。

2.前两者之积是组织对吸入麻醉药的容量，后二者是决定血液向组织供应吸入麻醉药速度的因素。总容量与供药速度之间的平衡是决定血液和组织间分压差的主要因素。

3.混合静脉血吸入麻醉药分压决定了组织从动脉血对吸入麻醉药的摄取量，组织/血分配系数越大，组织血流量越大，动脉血—组织的吸入麻醉药分压差越大，则组织从动脉血中摄取麻醉药物越快，该组织的静脉血中吸入麻醉药分压越低。

（三）吸入麻醉药的清除

吸入麻醉药的清除大部分从肺以原形呼出，仅有很少部分由皮肤黏膜和肠道排出体外或在体内进行代谢。其在体内代谢的程度随不同的麻醉药物而有很大的差别。从肺呼出的速度也基于吸入麻醉药吸收时的几个因素。通气量越大，则吸入麻醉药的清除越快。吸入麻醉药溶解度越大，则清除愈越慢。吸入麻醉维持的时间越长，则清除率越慢。

三、吸入麻醉的管理

吸入全麻分为诱导、维持和苏醒三个阶段，为了做到安全麻醉，每个阶段都应仔细观察患者。

（一）吸入麻醉的诱导

麻醉诱导是指使用药物使患者从清醒状态转入深度意识抑制状态。在麻醉诱导之前，要对患者进行吸氧去氮（即让患者吸入高流量纯氧 3～5 分钟），目的是增加体内的氧储备，去除氮气，提高血红蛋白氧饱和度，血浆中氧溶解量及肺泡功能残气量中的氧含量。

1.静脉快速诱导法静脉快速诱导是最常用的诱导方法,本法诱导迅速、平稳,患者感觉舒适,乐于接受。静脉诱导常以顺苯磺酸阿曲库铵 1.5mg/kg,丙泊酚 2～2.5mg/kg,芬太尼 3ug/kg,进行快速诱导。

2.吸入麻醉诱导法

(1)主要适用于不能建立静脉通路的患者的诱导。目前已较少用于成人,故本章重点介绍对于小儿的吸入诱导方法:

1)小儿诱导期间较成人更容易缺氧,也常出现躁动、喉痉李和喉水肿等并发症。要求诱导期更加平稳、快速和无痛。

2)小儿吸入诱导多采用肺活量法和潮气量法,不能配合的小儿仅能使用潮气量法。

3)相关研究表明,七氟醚更适合用于小儿吸入诱导。

4)将呼吸回路预充麻醉气体能够加快诱导速度。

5)对于不使用肌松药的小儿吸入诱导,可以在 8％七氟醚吸入 4 分钟后直接气管插管。气管插管前需要开放静脉通路。

(2)诱导顺序

1)设新鲜气流量 5～8L/min,七氟醚蒸发罐打开至 8％。

2)当呼气末浓度达到 4％～5％时,患儿通常意识消失。此时可以置入声门上进气装置。

3)当小儿双目凝视、眼球固定的时候需要将蒸发器刻度调整到 4％,此时可行外周静脉穿刺。

4)行气管插管者需辅助小剂量的阿片类药,如芬太尼 1.5ug/kg 或舒芬太尼 0.1～0.2μg/kg 和非去极化肌松药物。

(二)吸入麻醉的维持

1.吸入麻醉的维持

(1)麻醉维持是指麻醉诱导结束至减浅麻醉患者逐渐清醒为止。术中麻醉深度维持在适当的水平以保证手术刺激时不会发生体动反应、维持无意识和血流动力学稳定。

(2)有脑电监测者应维持适宜的麻醉镇静深度:BIS 在 40～60 之间或 Narcotrend 指数在 D1－E2 范围内。尽管吸入麻醉药是唯一的既能引起意识消失又具有镇静、肌松、止痛作用的麻醉药。但单独使用维持麻醉时,即全凭吸入麻醉维持期间,其呼气末吸入气体浓度通常要达到 1.3～1.4MAC,方能满足抑制手术应激的需要。这样不仅药物消耗量大,体内药物蓄积多,苏醒时间长,而且由吸入麻醉药代谢产物引起的不良反应的发生率也明显增加。因此,临床上,仍需联合应用其他麻醉药。

(3)手术中联合使用肌松药和阿片类药物,既能够保证吸入麻醉维持的平稳,又可避免单一药物使用产生的不良反应。

2.静脉吸入联合技术,同时使用静脉吸入麻醉药物时需要相应降低各自剂量,避免麻醉过深。在手术结束前停吸入麻醉药并改为全静脉麻醉维持至手术结束。

3.麻醉维持期要特别注意呼吸、循环的情况,观察手术部位的出血颜色,麻醉机、呼吸机各部件是否工作正常。

(三)苏醒期的管理

1.苏醒期管理是保证患者安全、舒适地由麻醉状态转为清醒状态的重要环节,吸入麻醉患者的苏醒是吸入麻醉药洗出(washout)的过程,吸入麻醉药洗出越干净越有利于苏醒过程的平稳和患者的恢复,过多的残余不仅可能导致患者烦躁、呕吐,甚至抑制清醒状态和呼吸。

2.吸入麻醉苏醒期管理的要点是:

(1)适时关闭吸入麻醉药蒸发器,在手术结束前静脉可给予一定的止痛药,洁抗肌松药作用,在适当深度麻醉下拔管。

(2)拔管的主要标准是自主呼吸恢复。当患者自主呼吸恢复,节律规则,呼吸次数小于20次/分,呼吸空气条件下,SpO 始终大于95%,$PEFCO$ 小于6.0kPa,$PErCO$ 曲线正常,有正常肺泡平台,且循环功能稳定,即可拔管。

3.患者转送至麻醉恢复室前,应符合如下条件:

(1)患者血压、心率稳定,在运送中没有监护的情况下,不会有明显改变。

(2)患者呼吸恢复良好,潮气量足够。

(3)运送途中出现问题能妥善处理(如呼吸道不畅,呕吐等)。

(4)患者生理功能稳定,护士每隔10分钟观察一次而不会发生严重变化。

第二节　静脉全身麻醉

将药物经静脉注入,通过血液循环作用于中枢神经系统而产生全身麻醉的方法称静脉全身麻醉。静脉全麻具有诱导迅速,对呼吸道无刺激,患者舒适,无污染以及操作方便等优点。但是静脉麻醉药一直存在某些局限性:①无任何一种静脉麻醉药能单一满足手术麻醉的需要。②可控性不如吸入麻醉药。③药物代谢受肝肾功能的影响。④依体重计算用药不科学。个体差异较大。无法连续监测血药浓度变化。理想的静脉全麻药必须具备以下条件:①麻醉诱导迅速、平稳,一次臂一脑循环即可发挥作用,无肌肉活动和肌张力增高现象。②对循环和呼吸无明显抑制作用。③亚麻醉剂量应具有镇痛作用。④麻醉停止后意识恢复快而平稳,无兴奋现象。无高敏反应。对胃肠道、肝、肾无不良影响,不增高颅内压,对脑代谢的降低应超过对脑血流量的减少。⑤清除快,代谢产物无活性或毒性,长时间用药无蓄积。理化性质稳定。麻醉恢复期无不良反应。但是,这今尚无一静脉全麻药单独应用即可具备以上所有条件。因此,静脉全麻的临床应用必须重视复合用药的原则,即通过适当的各种药物的组合,达到取长补短,协同作用的目的,以便整体上能达到或接近上述要求。

一、静脉全麻的基本概念

1.房室模型与效应室房室模型是将体内药物转运和分布特性相似的部分抽象看成一个房室,经过适当的数字处理,用药代学参数来反映药物分布与代谢的特性。

2.分布容积(Vd)分布容积一所给药物的总量/该药的血药浓度($Vd=X0/CO$)。单位是 L/kg。Vd 的大小取决于该药物的理化性状、在组织中的分配系数以及血浆蛋白或组织的结合率等因素。

3.血浆清除率(CL)、消除/转运速率常数(k)与消除半衰期(T1/2)血浆清除率(CL)是指单位时间内血浆内的药物被完全清除的血容量。血浆清除率=药物的消除速率/血浆浓度,单位是

mL/min。消除或转运率常数(k),是药物在单位时间内消除或转运的百分率(k＝CL/V)。消除半衰期(T1/2)为机体消除一半药物所需要的时间。

4.持续输注半衰期(contextsensitivehalftime)指持续恒速给药一段时间后,停止输注,血浆药物浓度下降50%所需的时间。随着持续输注时间从几分钟到几小时,其持续输注半衰期也会有显著的增加。

5.联合用药与平衡麻醉联合用药指同时或先后应用两种以上的麻醉药物,以达到完善的手术中或术后镇痛及满意的外科手术条件。平衡麻醉是采用联合用药技术,达到镇痛、遗忘、肌松、自主反射抑制并维持生命体征稳定的麻醉方法。静吸复合麻醉是其典型代表。

6.基础麻醉是指在进入手术室前预先让患者意识减弱或消失的麻醉方法。主要用于不合作的小儿,使之能进一步接受局麻、区域阻或全身麻醉。常用的药物有氯胺酮和咪达唑仑。

7.监护性麻醉是在局部麻醉或无麻醉下接受诊治时需要麻醉医师提供特殊的麻醉服务,监护和控制患者的生命体征,并根据需要给予适当的麻醉药物或其他治疗。其主要内容是镇静、镇痛和监护生命体征。

二、常用静脉全身麻醉药物

(一)氯胺酮

氯胺酮(ketamine)具有镇静、镇痛、遗忘作用,曾广泛用于临床麻醉,由于其显著的副作用和新型静脉麻醉药的产生,氯胺酮的应用范围明显减少,常与一些药物复合使用。

1.麻醉方法

(1)术前给药:氯胺酮可引起唾液分泌的增多,故应常规给阿托品,此外术前1h可口服或肌内注射的西洋10mg。

(2)麻醉方法:按给药途径和方法,分肌内注射法,静脉注射法和静脉滴注法三种。

1)肌内注射法:主要用于儿童,剂量变异较大,一般按4～6mg/kg计算,过大则副作用增多,有可能抑制呼吸。臀肌内注射后1～5分钟出现麻醉,持续15～30分钟。

2)静脉注射法:适用于成人短时间手术,首次量按2mg/kg计算,注速要缓慢,至少在60秒。1～2分钟进入麻醉,维持5～15分钟。如需延长时间,追加量为首次量的1/2至全量,可重复2～3次,总量最好不超过6mg/kg。

3)静脉滴注法:将氯胺酮100mg加入5%葡萄糖注射液100ml稀释成0.1%溶液。先单次静脉注射氯胺酮2mg/kg诱导,继以上述稀释液静脉滴注,初速40滴/分左右,手术后期减慢至10滴/分左右。

4)时间较长的手术宜再复合其他药物(如安定),以减少氯胺酮总药量和预防术后出现精神症状。

5)需要肌肉松弛的胸、腹腔手术必须加用肌松药用麻醉机控制呼吸。

2.并发症

(1)血压升高:虽为用药初期的一过性反应,但对高血压、动脉硬化患者不利,术中渗血也可能增多。

(2)颅内压增高:当患者患有颅内占位性病变时,颅内压升高更为明显。

（3）呼吸抑制：当静脉注入过快或过量时容易出现，要及时处理。

（4）喉痉挛：氯胺酮麻醉时咽喉部反射亢进，在刺激下容易发生喉痉挛。

（5）梦或精神症状：当与地西泮等复合应用时，此不良反应可减少。

（6）暂时失明：一般持续 30～60 分钟可自行恢复。

（7）恶心呕吐时有发生，术中分泌物增加，可用阿托品预防。

3.适应证与禁忌证，由于氯胺酮麻醉的并发症较多，目前临床已较少单独应用。适用于短小手术，如切开引流，简单外伤缝合，骨折复位及烧伤换药等。在小儿不为麻醉前，可采用肌内注射氯胺酮做基础麻醉。硬膜外麻醉和神经阻镇痛不全时，可静脉注射氯胺酮作辅助麻醉，以发挥其强效快速镇痛作用。氯胺酮麻醉在静脉复合麻醉中应用比较广泛。单独应用氯胺酮时，对下列患者应慎重：

（1）高血压。

（2）颅内高压或颅内占位性病变。

（3）眼科手术，口腔、咽喉部手术。

（4）甲状腺功能亢进，嗜铬细胞瘤手术患者等。

（5）癫痫和精神分裂患者。

上述患者使用氯胺酮时，易引起原发病理改变的加重或出现严重并发症，但是当氯胺酮复合应用时，其适应证可适当放宽。

（二）γ－羟丁酸钠

γ－羟丁酸钠（γ－OH）适用于麻醉诱导和麻醉辅助药。特点为呼吸循环影响轻，安全范围较宽，时效较长。

1.应用方法

（1）术前用药：γ－OH 具有副交感神经兴奋作用，麻醉前应给足量的阿托品，可减少唾液分泌和减轻心动过缓等副作用。

（2）剂量与方法：用作麻醉诱导时，成人按 50～80mg/kg 计算，通常给 35g，小儿按 80～100mg/kg 给药。衰老、体弱、脱水、休克患者应减量；婴幼儿可给较大量。给药后 15 分钟仍为人入睡者，应复合其他辅助药。手术时间长者，可每隔 1～2 小时追加首次量的 1/2，最大用量不应超过 10g。一般均取静脉单次给药法，注射速度以每分钟 1g 为宜。注射过快易出现锥体外系兴奋副作用，注射过慢诱导时间将延长。

（3）复合给药：－OH 一般常与其他药物复合。

1）与镇痛药如芬太尼、哌替啶或氯胺酮合用，以弥补本药镇痛不足的缺陷。

2）与神经安定药如氯丙嗪、安定等合用，可强化－OH 的麻醉作用，并有抑制网状激活系统和对抗其副作用的功效。

3）与麻醉药如静脉普鲁卡因复合起辅助药作用。

4）与肌松药、镇痛药复合，可用于需要肌松的长时间胸、腹部手术。

2.适应证与禁忌证

（1）应用范围包括

1）诱导麻醉：麻醉后下颌呈中等松弛，配合咽喉喷雾表面麻醉可施行气管内插管，对呼吸、循环、肝肾功能受损或全身情况差的患者尤为可取。

2)辅助麻醉:用静脉普鲁卡因神经安定镇痛,氯胺酮复合麻醉或芬太尼静脉麻醉时,作为辅助药。

3)基础麻醉:－OH 与冬眠合剂或氯胺酮合用,常用作小儿的基础麻醉或用于刺激性不强的诊断治疗操作。

(2)禁忌证

1 严重高血压。

2)严重心传导阻或左束支传导阻滞。

3)心动过缓。

4)癫痫和惊愕史。

5)短小手术。

3.注意事项

(1)注速过快或剂量过大,易出现锥体外系兴奋症状,如肌肉震颤,手指不自主动作等。一般均能自行消失,否则可静脉注射安定 5～10mg 或 2.5％硫喷妥钠 5ml 治疗。术前给药给巴比妥类药或哌替啶有预防功效。

(2)有时可发生呼吸抑制,需施行控制呼吸给氧。

(3)Y－OH 可降低血钾,对血钾正常患者可无影响,但长期因进食、呕吐、肠梗阻等血钾可能降低的患者,应避免用本药。

(三)依托咪酯

依托咪酯(etomidate)为弱效、短效的催眠药,苏醒迅速而完全。

1.麻醉方法和剂量

(1)单次静脉注射法:剂量 0.3mg/kg(0.1～0.4mg/kg)注速 30～60 秒,起效快,持续时间 3～5 分钟。年老体弱及危重患者的减。给药前宜先静脉注射芬太尼 0.1mg,可减轻注射处的疼痛和加强镇痛效果。

(2)静脉滴注法:用 0.1％依托咪酯溶液,初速 100ug/min,维持量 10ug/kg,得情增减,同时复合芬太尼、依诺伐或吸入全麻药。

2.主要用途

(1)全麻诱导:与琥珀胆碱配合施行气管插管。此药对心血管系统很少影响,冠状循环保持稳定,心肌耗氧减少。常用于心脏和大血管手术的诱导。

(2)门诊手术:如扁桃体摘除,人工流产,切开引流等。

(3)特殊检查治疗:如内镜、心律转复术等。

(4)全麻的维持:如全静脉麻醉时,须与其他全麻药和(或)镇痛药相配合。

3.注意事项

(1)依托咪酯可促使皮质激素效应消失,皮质激素释放量减少。因此对免疫抑制患者,浓毒血症及器官移植患者应慎用或禁用。

(2)依托咪酯与下列药物误用时,可诱发血压剧降等意外。

1)中枢性抗高血压药如可乐定、甲基多巴、利血平。

2)利尿性抗高血压药。

3)钙通道阻药。

（3）与芬太尼配伍应用时，可出现不能自制的肌肉强直和阵李，大西洋可减少其发生。

（4）注药部位可出现疼痛，发生率达20％。

（5）术后恶心、呕吐发生率约30％。麻醉前给予东食若碱或阿托品有预防作用。

（四）丙泊酚

丙泊酚（propofol）是一种弱酸性水性乳剂，具有起效快，作用时间短的特点。丙泊酚无明显镇痛作用，用于麻醉诱导及维持较平稳，苏醒快而完全，易于控制，无明显蓄积作用。

1.麻醉方法

（1）麻醉前用药：为加强镇痛效果与减少副作用，麻醉前应给麻醉性镇痛药或在麻醉中复合应用。

（2）麻醉诱导：成人剂量1.5～2.0mg/kg。静脉注射30秒起效，术前使用麻醉性镇痛药能增强诱导效果，但呼吸抑制剂会增多，小剂量诱导时需配伍其他药物。

（3）麻醉维持：在较大手术，丙泊酚宜与其他镇痛药如麻醉性镇痛药 NO 吸入麻醉药合用。与常用吸入麻醉药和肌松药无明显协同作用，但大西洋能延长其睡眠时间。无论单次或连续给药，均可见到血压下降和心率增快，对呼吸轻度抑制，呼吸变慢变浅，有时呼吸暂停，然后代偿性加快，丙泊酚可使脑血流量下降，对肝肾功能无影响。麻醉维持用药开始滴注量为 140～200ug/（kg·min），10 分钟后 100～140ug/（kg·min），2 小时后 80～120ug/（kg·min）；手术结束前 5～10 分钟停药。单次静脉注射用量为 2mg/kg，每 4～5 分钟追加一次。

（4）椎管内麻醉辅助用药：先给负荷剂量 0.2～0.7mg/kg，继以 0.5mg/kg 的滴速维持即可良好镇静。

2.主要用途

（1）麻醉诱导，单次静脉注射诱导，气管内插管再用其他药物维持。

（2）门诊等小手术与诊断性检查。

（3）全静脉麻醉成分之一，与芬太尼、吸入麻醉等复合维持麻醉。

3.注意事项

（1）丙泊酚对呼吸抑制明显且严重，易发生呼吸暂停，时限短约 30 秒，与芬太尼合用时，几乎全部发生呼吸暂停且时限延长。

（2）抑制心血管系统，其血压下降和心率增快作用大于硫喷妥钠。

（3）注射部位疼痛，发生率为 10％～58％。

（4）用药后有时精神错乱，体表异感，幻觉，女性患者用药后还有多情表现。

（五）咪达唑仑

咪达唑仑（Midazolam）具有水溶性，消除半衰期短的特点，是静脉全麻药中颇具前途的药物，可产生镇静、催眠、抗焦虑、肌松、抗惊愕和顺行性遗忘等作用，经口服或肌内注射均有效，药效为得西洋的 1.5～2 倍，毒性比大西洋小 3 倍。

1.麻醉方法

（1）麻醉诱导：静脉注射咪达唑仑可用于全麻诱导，主要用于不宜作硫喷妥钠诱导的患者，其剂量受到多种因素影响，自 0.1～0.4mg/kg 不等。对高龄、体弱及配伍镇痛药者剂量的减。

(2)麻醉维持：咪达唑仑可作为静脉全麻或静吸全麻的组成部分以维持麻醉。本品可持续静滴或分次注射，分次注射常用剂量是诱导剂量的 $1/4\sim1/3$，持续静滴每小时 $0.03\sim0.1mg/kg$。

2.适应证咪达唑仑对血流动力学影响较微，仅有轻度的心率增快，对心肌代谢及收缩力无影响，因而可适用于缺血性心脏病患者。本品可降低颅内压，但对脑代谢无影响，因而适用于颅内占位性病变的患者，呼吸抑制常与剂量相关。主要适应证如下：

(1)心血管手术。

(2)颅内手术。

(3)门诊手术或各种诊断性操作。

3.注意事项该药无明显不良反应，麻醉后 24 小时恶心、呕吐发生率为 $0\%\sim19\%$，诱导剂量呼吸暂停发生率为 77%。降解产物仍有一定药理作用，并能积蓄于脑组织中。

三、静脉麻醉药物的相互作用

1.近十几年来，全凭静脉麻醉虽然已经有了迅猛的发展，但目前仍没有一种静脉麻醉药能单独满足全身麻醉的所有要求，即意识消失、遗忘、无痛、制动以及消除过度的神经一内分泌反应（应激反应），所以在实施全凭静脉麻醉的过程中，更需重视不同药物的合理配伍。

2.丙泊酚是一种新型静脉麻醉药，它与咪达唑仑在催眠方面的协同作用，而且它们间的协同效应强于硫喷妥钠与咪达唑仑的协同效应，但对抑制伤害刺激引起的体动反应却未表现出协同作用。此外，与单用丙泊酚相比，麻醉诱导时勿用少量咪达唑仑不但有利于维持机体循环和呼吸功能的稳定，还能使注射部位的疼痛明显减轻。

3.阿片类药物的催眠效能相当微弱，即使用大剂量也难以引起患者入睡。但研究提示，苯二氮䓬类药可显著提高阿片类药的催眠效能，勿用时可呈现明显的协同作用。

(1)如单用芬太尼时，使患者对言语命令反应丧失的 ED50 值是 $7.7ug/kg$，单用咪达唑仑的 ED50 值是 $0.19mg/kg$，两药伍用时，只需 $1.9ug/kg$ 芬太尼（剂量减少约 75%）与 $0.04mg/kg$ 咪达唑仑（剂量减少约 80%）就能达到相同的"半数效应"。当然，勿用苯二氮䓬类药物同样也能增强阿片类药物的呼吸抑制和血管扩张作用；同理，阿片类药亦能增强苯二氮䓬类药的催眠效能。

(2)此外，阿片类药物与巴比妥类药物误用在镇静、催眠方面也有非常强的协同作用。

4.阿片类药物与丙泊酚间存在明显的协同作用，无论是用于麻醉诱导，还是用于麻醉维持，都具有明显的临床意义。

(1)研究发现，它们之间的协同作用与刺激的强度密切相关，刺激强度越大，协同作用也越明显。如两药产生的促意识消失作用对切皮时体动反应的抑制八对腹腔内手术操作时体动反应的抑制。

(2)麻醉诱导时，阿片类药物通常可增强丙泊酚的催眠效能，术中误用阿片类药物也能增强丙泊酚的麻醉效能。此外，阿片类药物还能影响患者术后苏醒时的丙泊酚浓度。

(3)在增强丙泊酚麻醉效能的同时，阿片类药物的镇痛作用亦能被丙泊酚所增强，而且丙泊酚还能减弱阿片类药物的催吐作用。但丙泊酚可增强阿片类药物的呼吸抑制作用。同样，阿片类药物增强丙泊酚的循环抑制作用，有时可引起严重的心动过缓和低血压，甚至造成心搏骤停。

第三节　局部麻醉及神经阻滞

局部麻醉(localanesthesia)是指患者在保持意识,神志清醒的情况下,注射局部麻醉药,使患者躯体某一部位的神经传导功能暂时受到阻滞的麻醉方法,简称局麻。根据麻醉方式不同,分为表面麻醉(topicalanesthesia)、局部浸润麻醉(localinfiltrationanesthesia)、区域阻滞麻醉(fieldblock)和神经阻滞麻醉(nerveblock),包括神经干阻滞、神经丛阻滞、腰麻和硬膜外阻滞。局部麻醉的优点在于简便易行,安全、并发症少,对患者生理功能影响小。不仅能有效地阻断痛觉,而且可以完善的阻断神经反射,对预防手术创伤引起的超应激反应有一定的作用。局部麻醉主要适用于较表浅和局限的中小型手术,或作为其他麻醉方法的辅助手段以增强麻醉效果,减少机体的应激反应,同时也可以减少全麻药用量,减轻药物对生理功能的影响。对于小儿、精神病患者或神志不清不能合作的患者,不能单独使用局部麻醉,必须辅以基础麻醉、强化麻醉或浅全麻。对局麻药过敏的患者应视为局部麻醉的禁忌证。

一、表面麻醉

(一)定义
将渗透性能强的局麻药与局部黏膜接触所产生的麻醉状态,称为表面麻醉。

(二)常用的表面麻醉药
临床上常用的表面局麻药有丁卡因、利多卡因。根据给药方法的不同可分为滴入法、喷雾法和灌入法。

(三)操作方法
1.眼部表面麻醉,一般采用滴入法,将局麻药滴在眼结膜表面后闭眼,每次滴 2～3 滴,每隔 2 分钟滴一次,重复 3～5 次,即可使眼结膜和角膜麻醉。常用 0.25%～0.5% 丁卡因或 1%～2% 利多卡因。

2.咽喉、气管及气管内表面麻醉喷雾法,先令患者张口,对舌面及咽部喷雾 3～4 下,2～3 分钟后患者咽部出现麻木感,将患者舌体拉出,向咽喉部黏膜喷雾 3～4 次,最后可借用喉镜显露声门,于患者吸气时对准声门喷雾 3～4 下,每隔 3～4 分钟重复 2～3 次。该方法多用于咽喉或气管及支气管插管术的表面麻醉。环甲膜穿刺表面麻醉法是在患者平卧头后仰,在环状软骨与甲状软骨间的环甲膜作标记,用 22G3.5cm 针垂直刺环甲膜入气管内,穿刺针有突破感,经抽吸有气证实针尖位置正确后,即令患者闭气,然后快速注入 2%～4% 的利多卡因 2～3ml 或 1% 丁卡因 2～3ml。拔出针头,让患者咳嗽,使药分布均匀,3～5 分钟后,气管上部、咽及喉下部便出现局麻作用。为避免刺伤声门下组织或声带,有人主张将穿刺点下移到环状软骨与第二气管环之间的间隙。此法在小儿气管异物取出术中应用最广,实用性较强,效果良好。

3.滴鼻一般采用滴入法,用 5ml 注射器抽取 1% 丁卡因 2ml 加 1% 伪麻黄碱 1ml 混合后从鼻腔滴入 2～3 滴,捏鼻使局麻药充分接触鼻腔黏膜,本方法适用于鼻腔手术及鼻腔气管插管术。能明显减轻手术及插管操作时的刺激并能减少鼻腔出血。

4.尿道表面麻醉常采用灌注法,男性患者使用 1% 丁卡因 5～6ml,用灌注器注入尿道,让药液留 5～6 分钟,即可达到表面麻醉作用,女性患者可用浸有局麻药的细棉棒在尿道黏膜表面涂抹,持续 3～5 分钟即可。

(四)注意事项

1.不同部位的黏膜,吸收局麻药物的速度不同,经研究,黏膜吸收局麻药的速度与静脉注射者相等。尤以气管及支气管喷雾法,局麻药吸收最快,应控制剂量。

2.表面麻醉前须注射阿托品,使黏膜干燥,避免唾液或分泌物妨碍局麻药与黏膜的接触。

二、局部浸润麻醉

(一)定义

沿手术切口线分层注射局麻药,阻滞组织中的神经末梢,称为局部浸润麻醉。

(二)常用局麻药

普鲁卡因是较常用的局部浸润麻醉药,一般用 0.5%～1% 溶液,成人一次最大剂量为 1g,作用时间为 45～60 分钟。

(三)操作方法

取 24～25G 皮内注射针,针头斜而紧贴皮肤,进入皮内以后推注局麻药液,造成白色的橘皮样皮丘,然后经皮丘刺入,分层注药。注射局麻药时应加压,使其在组织内形成张力性浸润,达到与神经末梢广泛接触,以增强麻醉效果。

(四)注意事项

1.注药前应抽吸,防止局麻药误入血管。

2.刺进针应缓慢,改变穿刺针方向时应先退针至皮下,避免针头弯曲或折断。

3.感染或癌肿部位不宜作局部浸润麻醉,以防止扩散转移。

三、区域阻麻醉

(一)定义

围绕手术区,在其底部和四周注射局麻药以阻滞进入手术区的神经干和神经末梢,称区域阻滞麻醉。

(二)操作方法

区域阻常用的局麻药,操作要求及注意事项与局部浸润麻醉相同,但不像局部浸润麻醉沿切口注射局麻药,而是通过环绕被切除的组织包围注射,或者在悬垂的组织环绕其基底部作注射。

四、神经阻滞麻醉

神经阻滞亦称传导阻或传导麻醉,是将局麻药注射到神经干、丛或神经节旁,暂时的阻滞神经的传导功能,从而麻醉该神经支配的区域,达到手术无痛的方法。

(一)颈神经丛阻滞

1.生理解颈神经丛由 C～脊神经的前支组成,每一神经出椎间孔后,从后方越过椎动脉和椎静脉向外延伸到达横突尖端时分为前支和深支,在胸锁乳突肌后联结成网状,即为颈神经丛。颈神经丛浅支在胸锁乳突肌后缘中点穿出深筋膜,向前、向上及向下分布于颌下和锁骨以上整个颈部、枕部区域的皮肤及浅层组织。供应头颈及胸肩的后部,供应区如披肩状。颈深支多分布于颈前及颈侧方的深层组织中,主要支配颈侧面及前面的区域。

2.颈浅丛神经阻滞

(1)适应证:颈部浅表部位的手术。

(2)定位

1)患者仰卧位、去枕,头偏向对侧,在胸锁乳突肌后缘中点作标记,即为穿刺点,若胸锁乳突肌摸不清,可先令患者抬头使胸锁乳突肌绷紧,则可清晰见其后缘。

2)患者体位如前,同侧颈外静脉与胸锁乳突肌交点外上各1～1.5cm处作标记,定为穿刺点。

(3)操作:常规皮肤消毒,用22G穿刺针刺入皮肤,缓慢进针直至出现落空感后表示针尖已穿透肌筋膜,回抽无血,将3～5ml局麻药注射入肌筋膜下即可。也可再用5～10ml局麻药液在颈阔肌表面(胸锁乳突肌浅表面)再向乳突、锁骨上和颈前方向作局部浸润,以分别阻滞枕小、耳大、颈横和锁骨上神经。

3.颈深丛神经阻滞

(1)适应证:颈部较深手术。

(2)禁忌证:禁忌同时行双侧颈深丛阻滞,以防双侧隔神经或喉返神经阻滞发生呼吸困难。

(3)定位:患者仰卧,头偏向对侧,双上肢紧贴身体两侧,在乳突尖与锁骨中线中点作一连线,此线中点,即第4颈椎横突位置,该点一般在胸锁乳突肌后缘与颈外静脉交叉点附近,乳突尖下方1～1.5cm处为第二颈椎横突,2～4横突间为第三颈椎横突,在2、3、4横突处分别作标记。

(4)操作:患者取平卧位,常规消毒皮肤,头去枕并转向对侧,充分暴露胸锁乳突肌,颈外静脉和甲状软骨。穿刺点选在胸锁乳突肌外缘与颈外静脉交叉点附近(相当于甲状软骨上缘水平),即第4颈椎横突处。常规皮肤消毒后,戴无菌手套,用左手拇指抵住第4颈椎横突结节,用22G穿刺针垂直于皮肤进针,直刺横突结节,碰到骨质,固定针头,回吸无血及脑脊液即可注射局麻药3～5ml,即阻滞颈深丛。也可应用改良颈丛阻滞法,即以第4颈椎横突做穿刺点,当穿刺针抵达第4颈椎横突后,一次性注入局麻药10～15ml。颈神经丛阻滞常用局麻药有0.25%丁哌卡因、0.25%罗派卡因和1%利多卡因,也可用混合液,总剂量不能超过所用局麻药的一次最大限量。

(5)注意事项

1)在穿刺之前应备好各种抢救药品及设备。

2)注药前一定要反复回吸,确认无血及脑脊液后再注药。如注药量较大,在注药过程中也要回吸几次,以防针的位置变动。

3)进针方向尽量由上向下,避免与椎间孔平行或由下向上穿刺。

4)进针不要过深,最好是由左手拇指尖抵住横突结节来引导穿刺方向及深度。

5)注药过程中应密切观察患者的反应,如出现异常,应立即停止注药,并紧急对症处理。

(6)常见并发症

1)高位硬膜外阻滞或全脊髓麻醉:系局麻药误入硬膜外间隙或蛛网膜下腔所致。穿刺针误入椎管的原因,一是进针过深,二是进针方向偏内偏后。表现为呼吸抑制,严重者可发生心搏骤停。故应该使用短针,进针切勿过深。

2)局麻药的毒性反应:主要因局麻药误注入血管所致,椎动脉在其邻近,易被误刺,穿刺时深度限定在横突,注药时反复抽吸,由于颈部血管丰富,局麻药吸收迅速,所以用药量应严格控制。

3)膈神经阻滞:膈神经主要由第4颈神经组成,同时包括第3及第5颈神经的小分支,颈深丛阻滞常累及膈神经,出现呼吸困难及胸闷,应给予吸氧多能缓解。如若局麻药浓度过高,膈神经麻痹时,应进行人工辅助呼吸。

4)喉返神经阻滞:患者发声嘶哑或失声,甚至呼吸困难,主要是针刺太深使迷走神经被阻所致。

5)霍纳综合征:表现为阻侧眼睑下垂,瞳孔缩小,眼球下陷,眼结膜充血、鼻塞、面部微红及无汗,系交感神经阻所致。

6)椎动脉损伤引起出血。

(二)臂丛神经阻滞

1.解剖

(1)臂丛神经是由C7~8及T脊神经的前支组成,是支配整个手、臂运动和绝大部分手、臂感觉的混合神经,有时亦接受C或T2脊神经前支分出的小分支。其中C5~6神经合成骨干,C7神经延续为中干,即T,神经合成下干,各神经干均分成前、后两股,在锁骨中点后方进入腋窝。5根、3干、6股组成臂丛锁骨上部。臂丛的5条神经根在锁骨下动脉的上方,共同经过斜角肌间隙向外下方走行,各条神经根分别经相应椎间孔穿出,其中第5、6、7颈神经前支沿相应横突的脊神经沟走行,在椎动脉的后方通过斜角肌间隙。三支神经干从斜角肌间隙下缘穿出,伴同锁骨下动脉一起向前、向外、向下延伸,行至锁骨与第一肋骨之间,每根神经干分成前后两股,在锁骨中点的后方,经腋窝顶进入腋窝,在腋窝各股神经又重新组合成束,三个后股在腋动脉的后侧形成后束,分出上、下肩胛神经、胸背神经、腋神经等分支,其末端延长为桡神经。下干的前股延伸形成内侧束,位于腋动脉的内侧,分出臂内侧神经和前臂内侧神经及正中神经内侧头。上、中干的前股形成外侧束,分出胸前神经、肌皮神经及正中神经外侧头。三束和腋动脉共同包在腋血管神经鞘内。

(2)适应证:臂丛神经阻滞适用于上肢及肩关节手术或肩关节复位。

(3)臂丛包裹在连续相通的筋膜间隙中,故通过任何途径注入局麻药,只要有足够容量注入筋膜间隙,理论上都可使全臂丛阻滞,因此临床中可根据手术所需选择不同途径来进行臂丛阻滞。

2.阻滞方法臂丛神经阻滞常用的方法有肌间沟阻滞法、腋路阻滞法、锁骨上阻滞法和锁骨下血管旁阻滞法。

(1)肌间沟阻滞法

1)定位:患者去枕仰卧位,头偏向对侧,上肢紧贴体旁,手尽量下垂,显露患侧颈部。令患者抬头,显露胸锁乳突肌的锁骨头,在锁骨头的后缘平环状软骨处可触摸到一条肌肉即前斜角肌,前斜角肌后缘还可摸到中斜角肌,前、中斜角肌间的间隙即为肌间沟,臂丛神经即从此沟下半部经过。斜角肌间隙上窄下宽呈三角形,该三角的下部即肩脚舌骨肌。在环状软骨水平线与肌间沟交汇处,即为穿刺点。在此点用力向脊柱方向压迫,患者可诉手臂麻木、酸胀或有异感,若患者肥胖或肌肉欠发达,肩脚舌骨肌摸不清,即以锁骨上2cm处的肌间沟为穿刺点。

2)麻醉操作:颈部皮肤常规消毒,右手持22G穿刺针于穿刺点垂直进入皮肤,略向脚侧推进,直到出现异物感或触及横突为止,出现异物感为较为可靠的标志,可反复试探两到三次。以找到异物感为好,若无异感只要穿刺部位及方向、深度正确,也可取得良好的阻效果。穿刺成功后,回抽无血及脑脊液,成人一次注入局麻药20~25ml。

3)优点:易于掌握,对肥胖和不易合作的小儿也适用,上臂、肩部及桡侧阻好,不易引起气胸。

4)缺点:尺神经阻滞迟、需增大药量才被阻滞,有时尺神经阻不全;有误入蛛网膜下腔或硬膜外间隙的可能;有损伤椎动脉的可能;不易同时进行双侧阻滞,以免双侧隔神经及喉返神经被阻滞。

(2)腋路阻滞法

1)定位:患者仰卧,头偏向对侧,患肢外展 90°,屈肘 90°,前臂外旋,手背贴床,呈"敬礼"状。先在腋窝处摸到动脉搏动,取腋动脉搏动最强处作为穿刺点。

2)麻醉操作:皮肤常规消毒,左手食指按在腋动脉上作为指示,右手持 22G 穿刺针,斜向腋窝方向刺入,穿刺针与动脉呈 20°夹角,缓慢推进,直到刺破纸样的落空感,表明针尖已刺入腋部血管神经鞘,松开针头,针头随动脉搏动而摆动,说明针已进入腋鞘内。此时患者若有异感或可借助神经刺激器来证实,但无异感时不必反复穿刺寻找异物感。穿刺成功后左手固定计头,右手接注射器回抽无血液,即可一次注入全局麻药 30~35ml。注射完毕后拔出穿刺针,腋部可摸到一梭状包块,证明局麻药注入腋鞘,按摩局部,帮助药物扩散。患者会诉说上肢发麻发软,前臂不能抬起,皮肤表面血管扩张。

3)优点:腋路臂丛神经阻的优点在于臂丛神经均包在血管神经鞘内,因其位置表浅,动脉搏动明显,易于定位穿刺,不会发生气胸,不会阻滞隔神经、迷走神经或喉返神经;无药物误入硬膜外间隙或蛛网膜下腔的可能性,因此安全性较大。缺点有上肢外展困难及腋部有感染或肿瘤患者不能使用,上臂阻效果较差,不适用于肩关节手术及脑骨骨折复位等。局麻药毒性反应率高,多因局麻药量大或误入血管引起,所以注药时要反复回抽,确保针不在血管内。

(3)锁骨上阻滞法:肩下垫一薄枕,去枕转向对侧,被阻侧手尽量下垂。于锁骨中线上方 1~1.5cm 处刺入皮肤,向后、内、下方推进,直达第 1 肋,在肋骨上寻找异物感,回抽无血无气体即注入局麻药 20~25ml,不宜超过 30ml。在寻找第一肋骨时针勿刺入过深,以免造成血气胸。

(4)锁骨下血管旁阻滞法:点在锁骨上方,先找到斜角肌肌间沟,在肌间沟最低处摸到锁骨下动脉搏动点并压向内侧,在锁骨下动脉搏动点的外侧进针,针尖朝脚方向直刺,沿中斜角肌内侧缘推进,出现落空感再稍深入即出现异物感。此法容易出现气胸、星状神经节及隔神经阻滞等并发症。

3.臂丛神经的阻的常见并发症及处理

(1)气胸或张力性气胸:损伤胸膜或肺组织出现胸痛、咳嗽、呼吸困难或大气管偏向健侧,应立即胸腔穿刺抽气,并进行胸腔闭式引流。

(2)急性局部麻药中毒反应:应控制用药量,避免误入血管。阻滞过程应有急救措施准备,免除意外。

(3)出血及血肿:各种径路穿刺时避免损伤、刺破颈内外静脉、锁骨下动脉、腋动静脉等,引起出血,如伤及血管应立即拔针,局部压迫再试行改变方向进针,或延期阻,密切观察患者。

(4)全脊髓麻醉:因肌间沟法阻滞时向内进针过深,致使针尖误入椎间孔而至椎管内,应指向对侧腋窝顶的方向,进针不宜过深。

(5)隔神经阻滞:发生于肌间沟法或锁骨上法,当出现胸闷、气短、通气量减少时,应给氧并辅助呼吸。

(6)声音听哑:可能阻滞喉返神经。

(7)霍纳综合征:多见于肌间沟阻滞法,由于星状神经节阻滞所引起总之,在阻过程中宜密切观察监测呼吸、循环功能的变化。

(三)上肢神经阻滞

上肢神经阻滞主要适用于前臂或手部的手术,也可以作为臂丛神经阻不全的补助方法。主要包括正中神经阻滞、尺神经阻滞和烧神经阻滞。可以在肘部阻,亦可以在腕部阻滞。

1.正中神经阻滞

(1)解剖:正中神经主要来自颈~胸,脊神经根纤维,于胸小肌下缘处由臂丛的内侧束和外侧束分出,两根夹持腋动脉,在腋动脉外侧合成正中神经。支配手掌烧侧半及烧侧三个半手指的皮肤。

(2)肘正中神经阻滞

1)定位:前臂伸直、肘面向上,在脑骨内外上腺之间画一横线,该线上脑二头内肌腱缘与内上体之间的中点即为穿刺点。

2)阻滞方法:皮肤消毒后,穿刺点作皮丘,取 22G 针经皮丘垂直刺入皮下,直到出现异物感,可反复作扇形穿刺必能找到异物感,出现异物感后固定针头,注入局麻药 5ml。

(3)腕部正中神经阻滞

1)定位:患者手掌向上平放,在桡骨茎突平面,横过腕关节画一横线,横线上侧腕屈肌腱和掌长肌之间即为穿刺点,让患者握拳屈腕时,该二肌腱更清楚。

2)阻滞方法:皮肤消毒后,穿刺点作皮丘,取 22G 针垂直刺入皮肤,穿过深筋膜后,缓慢进针,直到出现异物感,固定针头,注射局麻药 5ml。

2.尺神经阻滞法

(1)解剖:尺神经起源于臂丛的内侧束,主要由颈~胸,脊神经纤维组成。尺神经沿上臂内侧肱二头肌与肱三头肌间隔下行。支配手掌尺侧半及尺侧一个半手指掌侧面皮肤。

(2)肘部尺神经阻滞

1)定位:前臂屈曲 90°,在肱骨内上体与尺骨鹰嘴之间的尺神经沟内,可打及尺神经,按压尺神经,患者多有异感,该处即为穿刺点。

2)阻滞方法:皮肤消毒后,穿刺点作皮丘,取一 23G 针刺入皮肤,针与神经干平行,沿神经沟向心推进,出现异物感后固定针头,注入局麻药 5ml。

(3)腕部尺神经阻滞

1)定位:从尺骨茎突水平横过腕部画一横线,相当于第二条腕横纹,在此线上尺侧腕屈肌肌腱的烧侧缘即为穿刺点,患者握拳屈腕时此肌腱更清楚。

2)阻滞方法:皮肤消毒后,穿刺点作皮丘,取一 23G 针自皮丘垂直刺入,有异感时固定针头注入局麻药 5ml,找不到异感时,可向尺侧腕屈肌腱深面注药,但不能注入肌腱内。

3.烧神经阻滞法

(1)解剖:烧神经发自臂丛神经后束,缘于颈 5~8,及胸 1,脊神经。烧神经在腋窝内位于腋动脉后方,折向下后外方,走入肱骨桡神经沟内,于肱骨外上体上约 10cm 处,绕肱骨走向前方,至肘关节前方分为深浅两支。桡神经在手部分布于腕背、手背烧侧皮肤及烧侧三个半手指背面的皮肤。

(2)肘部烧神经阻滞

1)定位:前臂伸直、掌心向上,在脑骨内外骨间作一横线,该横线上肱二头肌腱外侧 1cm 处即为穿刺点。

2)阻滞方法:皮肤消毒后,穿刺点作皮丘,取一23G针垂直刺向脑骨,寻找到异感,必要时作扇形穿刺寻找,有异感后注入局麻药5ml。

(3)腕部烧神经阻滞:腕部烧神经并非一支,分支多而细,在桡骨茎突前端处作皮下浸润,并向掌面及背面分别注药,在腕部形成半环状浸润即可。

(四)下肢神经阻滞

1.坐骨神经阻滞

(1)解剖:坐骨神经为骨神经丛的重要分支,是全身最大的神经,大多数以单一干出梨状肌下孔至臀部,位于臀大肌的深面、股方肌浅面,经坐骨结节与股骨大转子之间入股后区,在股后下1/3处分为排总神经和腔神经,坐骨神经在股骨大转子和坐骨神经结节之间定位和阻滞。

(2)定位:患者侧卧,患肢在上,自股骨大转子到髂后上棘作一连线,再与此线的中点作一直线,该垂直线与股骨大转子到骨裂孔的连线相交处即为穿刺点。

(3)阻滞方法:皮肤消毒,穿刺点作皮丘,取长8~10cm22G穿刺针,经皮丘垂直刺入,缓慢推进直到出现异物感。若无异感可退针少许,向上或向下斜穿刺,出现异感后注入局麻药

2.股神经阻滞

(1)解剖:股神经发自腰丛,于髂筋膜深面经肌腔隙入股三角。在腹股沟韧带处,与股动脉外侧下行,与股动脉之间有体耻筋膜相隔。

(2)定位:患者平卧,髋关节伸直,在腹股沟韧带下方摸到股动脉搏动,股动脉的外侧缘处即为穿刺点。

(3)阻滞方法:患者取仰卧位,在腹股沟韧带中点下缘,股动脉搏动点的外侧1cm处进针,垂直刺入即可找到异物感,回吸无血即可注入0.5%利多卡因或0.25%丁哌卡因10~15ml。

(五)肋间神经阻滞

肋间神经的皮脂,在胸腹壁皮肤的分布有明显节段性。第2肋间神经分布于胸骨角平面,第4肋间神经分布于乳头平面,第6肋间神经分布于剑突平面,第8肋间神经分布于肋弓平面,第10肋间神经分布于脐平面,第12肋下神经分布于脐与耻骨联合上缘连线中点平面。

1.操作自肋骨下缘进针,针尖稍向上方刺到肋骨骨面后,改变方向使针尖沿肋骨下缘滑过,再进入0.2~0.3cm即到注药处。穿刺进针时务必谨慎小心,以防刺破胸膜造成气胸。

2.适应证适用于肋间神经痛、胸部手术后痛、腹部手术后痛、肋骨骨折疼痛、带状疱疹疼痛等的治疗。

(六)星状神经节的阻滞

1.操作

(1)取仰卧位,颈下垫薄枕,稍伸展颈部,令患者轻轻张口,以消除肌紧张。

(2)穿刺点,在胸锁关节上方2.5cm处,即两横指处,离正中线1.5cm外侧。

(3)穿刺针,长约3.5cm,7号针或5号针。

(4)用左手食指和中指在胸锁乳突肌内缘,把颈总动脉挤向下侧,与气管分开,用中指触及第6颈椎横突的前结节,由此向尾侧1.3cm处刺向内侧C横突基底部刺入。

(5)将针尖推进至横突基底部,碰骨质后,固定针,抽吸实验后,注入1%利多卡因10ml或0.25%丁哌卡因10ml。

（6）如果针尖未碰骨质而通过横突之间进入时,可刺激脊神经,因而疼痛向上肢等处放散,表示针尖过深。

（7）随意用破坏药是很危险的,若有需要,应行胸交感神经节阻为好。

2.适应证

（1）头、颈面部:脑血管李缩,脑血栓、血管性头痛,肌收缩性头痛、非典型性面部痛等。

（2）上肢、胸肩部:带状疱疹,颈肩臂综合征,胸廓出口综合征,外伤性血管闭塞,反射性交感神经萎缩症,上肢神经麻痹、肩周炎、多汗征。

（3）肺、气管:肺栓塞、肺水肿、支气管哮喘。

（4）心脏:心绞痛、心肌梗死、冠状动脉搭桥术后高血压。

3.并发症

（1）药物误入血管。

（2）血气胸。

（3）喉返神经阻滞导致声音听哑、无声。

（4）臂丛被阻滞导致上肢麻痹。

（5）硬膜外、蛛网膜下腔阻。

五、神经刺激仪在神经阻滞中的应用

外周神经刺激器的问世,改变了传统异感法盲探式操作,对于不合作的患者或小儿,也可在镇静或基础麻醉下进行操作,精确定位所要阻滞的神经,对神经阻滞麻醉是一个突破性的进展,大大提高了麻醉的成功率,最大限度地减少了神经损伤。

（一）机制

神经刺激仪是利用电刺激器产生脉冲电流传送至穿刺针,当穿刺针接近混合神经时,就会引起混合神经去极化,而其中运动神经较易去极化出现所支配肌肉颤摘,这样就可以通过肌颤搞反应来定位,不必通过穿刺针接触神经产生异物感来判断。

（二）组成

包括电刺激器、穿刺计、电极及连接导线。

（三）定位方法

1.患者适当镇静,可以减少肌肉收缩引起的痛苦,避免肌肉紧张干预判断,获得更好的效果。一般可给予咪达唑仑 $1\sim3mg$,芬太尼 30100ug。

2.根据解学知识进行定位,按照神经干及其分支的解学关系选定穿刺点,将外周神经刺激器的正极通过一个电极与患者穿刺区以外的皮肤相连,负极与消毒的绝缘穿刺针相连。

3.设置电流强度为 $1\sim2mA$,刺激频率为 $1\sim2Hz$ 。通过观察拟阻的神经支配的肌肉收缩,确定刺激针的位置。减少电流降至最低强度 $(0.5\sim0.3mA)$,肌肉仍有明显收缩,即认为穿刺针尖靠近神经,注入 1ml 局麻药,肌颤消失;在注入试验量后,增加电流至 $1\sim2mA$ 肌肉无收缩,即可注入全量局麻药,如果注药时伴有剧烈疼痛提示可能神经内注药,此时应调整方向。

(四)臂丛神经阻滞

1.肌间沟臂丛神经阻滞

(1)适应证:肩部及上臂的手术。

(2)操作步骤

1)去枕平卧,头转向对侧,平环状软骨水平,确认胸锁乳突肌后缘,定位手的手指向后滑动,首先触及前斜角肌肌腹,然后落入肌间沟。

2)定位手之间用2%利多卡因皮肤浸润麻醉,神经刺激仪初始电流设在0.8mA,将神经刺激针与皮肤垂直刺入,缓慢进针直至获得神经刺激反应,减小电流,最终目标是在0.2~0.4mA的刺激电流下获得臂丛神经刺激反应。

3)引发胸肌、三角肌、肱三头肌、肱二头肌、手指及前臂各种肌肉颠搞时都可获得相同的臂丛神经阻成功率。

4)注入局麻药35~40ml,注射过程中间断回抽。

2.腋路臂丛神经阻滞

(1)适应证:前臂及手的手术。

(2)操作步骤

1)去枕平卧,头转向对侧,阻侧臂外展,屈肘大约90°。

2)操作者将定位手的食指和中指在腋窝中部放在腋动脉两侧,紧靠定位手前方刺入神经刺激针,至出现臂丛神经反应或手部异感。

3)穿刺过程中出现下述情况可以注入局麻药35~40ml。

①手出现异物感,可注入全量局麻药,如注射开始异物感增强,停止注射。

②0.2~0.4mA的刺激电流下诱发出手的肌肉颠摘反应,可注入全量局麻药。

③出现动脉血,在腋动脉前面和后面分别注入总量的1/3和2/3。

3.锁骨上臂丛神经阻滞

(1)适应证:所有上肢手术。

(2)操作步骤

1)患者去枕平卧,头转向对侧,锁骨中点上方1cm处,2%利多卡因皮肤浸润麻醉,平行身体纵轴方向进针,在第一肋上寻找臂丛神经刺激反应。

2)注入局部麻醉药35~40ml,注药过程中间断回抽。

4.锁骨下臂丛神经阻滞

(1)适应证:肘、前臂和手的手术。

(2)操作步骤

1)去枕平卧,头转向对侧,患肢外展90°,触及腋动脉搏动,在锁骨中点下方2cm处为进针点,皮肤浸润麻醉后,神经刺激针与皮肤呈45°朝向腋动脉搏动方向进针,目标为0.2~0.3mA的刺激电流下获得臂丛神经刺激反应。

2)注入局麻药35~40ml,注射过程中间断回抽。

(五)股神经阻滞

1.适应证大腿前面及膝部手术。

2.操作步骤

(1)患者取仰卧位,双下肢外展,肥胖患者可于患侧髋部下垫枕,以利于穿刺。

(2)体前上棘和耻骨结节连线上触摸股动脉搏动,紧靠动脉搏动外侧位进针点。

(3)在穿刺点略靠外侧进行皮肤浸润麻醉,以备必要时调整进针方向。

(4)垂直皮肤进针,初始电流设于1.0mA,目标是0.2～0.4mA电流刺激下可获得股四头肌颤搐伴髌骨运动,注入局麻药20～25ml。

(5)股神经阻滞时最常出现的是缝匠肌刺激反应,表现为整个大腿肌肉的带状收缩但不伴有髌骨运动,不能将其视为定位股神经的可靠征象,此时应将针略偏向外侧。

(六)坐骨神经阻滞

1.适应证膝以下小腿(除隐神经支配的内侧条带状皮肤区外)。

2.操作步骤

(1)患者取侧卧位,患肢在上,身体微前倾,将欲阻侧的足跟放于非阻滞侧膝盖位置,以利于观察肌肉颤搐反应。

(2)在股骨大转子和髂后上棘之间作一连线,自连线中点垂直连线向尾端一侧做一5cm的线段,线段终点处即为穿刺点。

(3)皮肤浸润麻醉后,将定位手的手指牢固按压于患者臀肌上,垂直皮肤进针,将神经刺激仪初始电流设于1.0mA。

(4)随穿刺针推进,首先观察到臀肌的收缩反应,稍微进一步推进可获得明显的坐骨神经刺激反应,表现为腘绳肌、小腿、足或足趾明显可见的肌肉颤搐,减小电流,目标是0.2～0.5mA电流刺激下获得满意的坐骨神经刺激反应。

(5)注入局麻药20～25ml,坐骨神经阻所需的局麻药量较小。过长时间的强效坐骨神经阻滞可因牵拉或压迫增加坐骨神经损伤的危险,因此避免在局麻药中加入肾上腺素。

(七)腰丛神经阻滞

1.适应证髋部、大腿前面和膝部的手术。

2.操作步骤

(1)患者取侧卧位,阻滞侧在上,大腿屈曲。

(2)标记两侧髂连线,中线向阻滞侧旁开5cm画一条线与中线平行,此线与髂嵴连线交点向尾侧延长3cm处为穿刺点。

(3)皮肤浸润麻醉后,垂直皮肤进针,神经刺激仪初始电流设在1.0mA。随着穿刺针推进,首先获得椎旁肌肉局部抽搐,继续进针,最终目标是0.5mA的刺激电流下获得满意的股四头肌颤搐。

(4)注入局麻药25～35ml,注射过程中反复回抽。应当根据手术时间长短和对运动阻滞的程度要求选择局部麻醉药,对手术时间短,运动阻要求不高的手术可选择1.5%利多卡因,对手术时间长,运动阻要求高的手术可选择0.5%丁哌卡因或盐酸洛哌卡因。

六、超声在神经阻中的应用

超声技术使神经阻滞的方式发生了根本性变革,通过超声成像技术直接观察神经及周围结构,直接穿刺到目标神经周围,实施精确阻。还可以观察注药过程,保证局麻药均匀扩散。

(一)超声技术的基础知识

1.从临床观念考虑,有两个重要的概念,穿透性和分辨率。临床应用的超声频率在 2.5～20MHz 之间,高频率超声(＞10MHz)可较好地显示神经结构,但只有当神经结构表浅时(如斜角肌间隙的臂丛神经)才能通过高频超声看到神经。分辨率提高时,穿透性便降低。

2.在临床上为了能够清楚地观察斜角肌间隙、锁骨上区及腋窝的臂丛神经,我们一般选择探头频率在 8MHz 以上,最好 12～14MHz。而对于锁骨下、噪突区神经,频率在 6～10MHz 较为合适。

(二)超声引导神经阻的优点

1.超声扫描可精确定位神经。

2.可提高操作成功率和麻醉质量。

3.可缩短药物起效时间和降低局麻药用量。

4.操作时患者更舒适,适用范围更广。

(三)超声引导神经阻滞的注意事项

1.进针时必须观察到穿刺针。

2.探头轻微移动或成角可使成像显著改变。

3.选择合适的超声频率,获得最清晰的图像。

4.操作者对彩色血流指示、图像放大、聚焦及图像保存技术熟悉。

(四)超声在临床麻醉中的常见操作方法

线阵式探头扫描线密度高,因此图像质量好。探头的使用是超声辅助区域亟须掌握的重要技术,下面是标准的操作流程:

1.滑动(移动性接触)沿着已知神经走行滑动探头,短轴观有助于识别神经。

2.倾斜(横切面侧方到侧面)外周神经的回声亮度随倾斜角度变化,最佳角度对观察神经非常重要。

3.压迫常用来确认静脉,压迫法不仅使接触更好,而且使组织结构更靠近探头,软组织易受压,因此对组织深度估测会有变化。

4.摇动(平面内、朝向/背向指示器)当操作空间受限时,摇动可改善穿刺针和解剖结构的可见性。

5.旋转探头可得到真正的短轴观,而不是斜的长轴观。

(五)臂丛神经阻滞

1.锁骨上臂丛神经阻滞

(1)患者取半坐位,头偏向对侧,手臂紧贴身体,操作者站在患者侧方,将超声探头置于锁骨上窝,平行于锁骨,超声束向低尾部方向指向第一肋,对超声探头稍加旋转倾斜获得最佳图像。理想图像是在第一肋前面看到臂丛神经、锁骨下动脉和锁骨下静脉横截面(一般为环形结构)。

(2)穿刺针紧贴探头外侧进针,持续显示针尖,直至针尖进入神经筋膜鞘,直视下注入 20ml 局麻药,确保药物在神经周围扩散,为保证充分阻滞,针在鞘内数次调整,保证所有分支都能被局麻药浸润。

2.腋路臂丛神经阻滞

(1)患者仰卧,头偏向对侧,患肢外展肘部屈曲 90°,在腋窝处超声探头与手臂长轴垂直,调整探头使腋动脉位于屏幕中央,要在一个探头,位置同时显示四个终末神经(正中神经、榜神经、尺神经和肌皮神经)的切面有困难,需向近端扫描提高烧神经显像,向远端扫描加强肌皮神经显像。

(2)穿刺针从外侧进针,围绕每个终末神经周围注药(8～12ml),局麻药扩散成完整一圈能提高成功率。

(3)一般先阻滞烧神经,其次阻滞正中神经和尺神经,最后阻滞肌皮神经。

(六)股神经阻滞

患者仰卧,操作者站于阻侧,探头置于大腿根部区域与大腿长轴垂直,理想的图像可看到股神经位于股动脉外侧,臀筋膜下方,穿刺针在探头远端1～2cm处进针,与皮肤呈45°～60°,直视下,针头紧贴股神经后方慢慢由外向内进针,回抽无血后,缓慢注入局麻药20～30ml。

(七)髂筋膜阻滞

患者仰卧,下肢伸直轻度外展,操作者站于惠侧。将超声探头置于股区腹股沟皮肤皱水平,垂直大腿长轴,可见到腰肌的两层筋膜层(阔筋膜和臀筋膜)。穿刺针在探头外侧缘进针1～2cm,直视下沿着内侧前进,直至针头到达髂筋膜深面,回抽无血后注入局麻药20～40ml。可提供可靠的股外侧皮神经和闭孔神经阻滞。

(八)胸窝坐骨神经阻滞

患者仰卧或俯卧,阻侧下肢中立位,超声探头置于胸窝皮肤皱上方,向头端倾斜与皮肤成50°～70°,找到腔神经与排总神经后,探头滑向头端找出两条神经汇集为坐骨神经处。穿刺针在距探头边缘1～2cm的远端,与皮肤呈45°～60°进针,直至坐骨神经外侧或内侧,回抽无误后注入局麻药30～40ml。

第四节 椎管内神经阻滞

一、硬膜外神经阻滞

将局麻药注入硬脊膜外腔,使脊神经根产生暂时的麻痹,称为硬膜外神经阻滞。

(一)硬膜外神经阻的特点

1.硬膜外神经阻滞具有节段性,即麻醉作用集中于身的某一节段内而不像蛛网膜下腔阻滞时下半身必然被阻滞。其原因为:

(1)硬膜外间隙无脑脊液,有蜂窝状组织充填其中,对局麻药液起着制约作用,使局麻药较易聚于某一节段之内。

(2)这些蜂窝状组织和硬膜外间隙中复杂的血管、结缔组织等解剖结构也制约着药液与神经组织的接触。

2.对患者重要生理功能,尤其血流动力学影响较蛛网膜下腔神经阻轻微。

3.硬膜外神经阻的阻滞顺序与蛛网膜下腔神经阻相同,即始于交感神经,以下的顺序为温度感觉、疼痛感觉、触觉、肌肉运动、压力感觉,最后是本体感觉。

(二)适应证与禁忌证

1.适应证 胸壁、腹部、盆腔、肛门、会阴及下肢手术,术后PECA镇痛与疼痛治疗等。

2.禁忌证

(1)穿刺部位感染属绝对禁忌。

(2)全身肝素化、有出血倾向者。

(3)脊柱畸形为相对禁忌。

(4)中枢神经疾患虽非绝对禁忌,但宜尽可能避免使用硬膜外神经阻滞。

(5)血容量欠缺的患者宜待血容量已基本补足后再行小剂量分次给药进行阻滞。

(三)局部麻醉药的选择

用于硬膜外神经阻滞的局麻药应具备以下特性:①麻醉效果可靠。②麻醉作用潜伏期短。③弥散性强,易于向穿刺点两端扩散。④穿透性强,以避免出现斑点麻醉,并能完全阻滞运动神经。毒性小。麻醉维持时间长。但目前尚无十分理想的局麻药,为取长补短,临床上常利用几种药物混合,以提高麻醉效果和减少并发症。常用的局麻药有:

1.利多卡因(lidocaine)作用快、潜伏期较短(5～12分钟),穿透弥散力强,阻完善,常用1%～2%溶液,作用持续时间为60～90分钟,成年人一次最大用量400mg,但久用后易出现快速耐药性为其缺点。

2.丁卡因(dicaine)潜伏期较长,约15分钟起效,弥散作用强,阻滞较完善,常用浓度为0.25%～0.33%,作用持续时间3小时左右,一次最大用量为60mg。

3.普鲁卡因(procaine)常用浓度为2%～4%,因穿透性差,肌肉常不松弛,维持时间仅45～60分钟,故很少用于硬膜外神经阻滞。

4.丁哌卡因(bupivacaine)常用浓度为0.25%～0.5%,4～10分钟起效,15～30分钟阻滞完善,可维持4～7小时,甚至15小时以上。一次最大剂量不超过75～100mg。

5.罗派卡因(ropivacaine)常用浓度为0.25%～0.5%,10～20分钟起效,持续时间为4～6小时。一次最大剂量不超过150～200mg。

(四)应用局麻药注意事项

1.局麻药中加用肾上腺素1:200000。

2.根据不同部位和不同年龄的患者的手术选择不同浓度的局麻药。

3.将长效和短效局麻药及起效快和起效慢的局麻药配成混合液。

4.注射试验剂量一般注入3～5ml。

5.给药顺序为试验剂量→预订量(诱导剂量)→追加维持量(阻滞作用开始减退时追加)试验量十预定量为首次剂量,追加剂量一般为首次剂量的1/2～1/3。

6.注药后观察5～10分钟看有无蛛网膜下腔神经阻滞征象。

(五)麻醉前准备和麻醉前用药

1.麻醉前准备 与蛛网膜下腔神经阻者相同。

2.麻醉前用药

(1)巴比妥类药或苯二氮䓬类药。

(2)阿托品或东食若碱。

（3）必要时加用神经安定类药。

3.穿刺点的选择必须最接近拟阻部位的棘突间隙。

（六）硬膜外间隙穿刺术

1.体位最常采用的体位是侧卧位,坐位也可应用。为扩大棘突间隙的距离,可令患者俯首抱膝,使腰部屈曲。

2.穿刺点的选择一般可选择与手术切口中点相对应的脊神经节段作为参考。胸壁手术选择 T~5,向头端置管,上腹部 T~10,下腹部 To~12,向头端置管,下肢 T2~向尾端置管或 L~Ls 向头端置管,腹、会阴手术 T~L 向头端置管＋L~L 向尾端置管。

3.穿刺方式

（1）直入法:穿刺针由棘突连线（即棘中线）刺入,穿透棘上韧带、棘间韧带、黄韧带进入硬膜外间隙。

（2）侧入法:穿刺点离中线 1cm,经皮肤、皮下组织,针倾斜45°向中线方向刺入达黄韧带进入硬膜外间隙。

4.硬膜外间隙的确定

（1）阻力骤减:穿刺时通过黄韧带阻力消失。

（2）负压现象:穿刺针尾端接上盛有液体的玻璃接管,当针尖进入硬膜外间隙时,管内液体可被吸入,并随呼吸而波动。

（3）气泡外溢试验:穿刺针进入硬膜外间隙接上含有生理盐水及过滤的空气泡,作快速推入,取下注射器,如针尖确在硬膜外间隙,可见多个气泡外溢。

（4）置管实验:如果针尖确在硬膜外间隙,置入导管一般均无困难。

（5）试验性用药:排除穿刺针进入蛛网膜下腔的可能时,可试注入局麻药 3~5ml,如能出现麻醉平面,提示已进入硬膜外间隙。

（七）影响硬膜外神经阻滞平面的因素

1.局麻药的容积和剂量这是决定麻醉范围的主要因素,局麻药容量和剂量越大,硬膜外神经阻滞平面范围越广。

2.局麻药注射速度,注射速度越快,阻滞范围越广,但阻滞不全的发生率增加。

3.导管的位置和方向导管向头侧插管时,药物易向头侧扩散,向尾侧插管,则多向尾侧扩散。如果导管偏向一侧,可能出现单侧麻醉。

4.年龄老年人硬膜外间隙小,椎间孔狭窄,阻滞范围容易扩大,用药量须减少20％,婴幼儿硬膜外间隙小,药物易向头侧扩散,所需药量应减少。

5.妊娠期间,由于激素的影响,使神经对局麻药的作用更敏感,加之下腔静脉受压,增加了硬膜外间隙静脉丛的血流量,从而使硬膜外间隙容积减少,所以药物容易扩散,用药量需减少30％。

6.肥胖患者可能由于硬膜外间隙内脂肪组织增加,使硬膜外间隙的容量减少,以致等容量的局麻药扩散范围较正常人增加,其所需药量减少。

（八）硬膜外神经阻的管理

1.急救用具准备硬膜外神经阻滞一旦发生全脊麻,常导致呼吸、循环骤停。因此,在硬膜外神经阻实施前必须准备气管插管器械,给氧装置及其他急救药品,以备紧急使用。

2.建立输液通道在穿刺、置管成功后,首先要建立输液通路后再给局麻药,以防发生意外时,可立即通过静脉给予抢救治疗。

3.试验剂量开放静脉后,注入局麻药液 3～5ml,观察 5 分钟后,测试麻醉平面,排除全脊麻征后,分次追加局麻药液直至达到手术要求范围,一般首次总量 8～12ml。

4.维持剂量根据初次总量及药物的不同,决定术中追加剂量及间隔时间,一般用量为首次量的 1/3～1/2,间隔 40～90 分钟。

5.循环监测血压下降多发生于胸段硬膜外神经阻,由于内脏交感神经阻滞,导致腹内血管扩张,回心血量减少引起血压下降,同时副交感神经相对亢进,可出现心动过缓,应先作输液补充血容量,同时静脉注射麻黄碱 15～30mg,血压一般可回升,心动过缓患者,可同时给予阿托品 0.3～0.5mg。

6.呼吸监测颈部及上胸部硬膜外神经阻碍,由于肋间肌和膈肌不同程度麻痹,可出现呼吸抑制,因此,要使用低浓度、小剂量麻醉药,以减轻胸段运动神经阻滞,防止发生呼吸抑制。下胸段及腰段硬膜外神经阻滞时,如果用药量过大,也可引起阻平面过高,发生呼吸抑制。术中可给予低流量面罩吸氧,对于严重呼吸困难者,应使用人工辅助呼吸。

7.恶心、呕吐、硬膜外神经阻不能有效克服内脏牵拉反应,患者常出现恶心、呕吐、烦躁不安现象,首先可给予适当的镇静剂如呢替啶 50mg、氟哌利多 1～2.5mg 静脉注入,如无效,可请手术医师施行迷走神经和腹腔神经丛封闭,必要时可改全麻。

(九)硬膜外神经阻滞失效的原因

1.阻范围未能与手术要求相配合是最常见、最易被忽略的原因。

2.导管位置不当可造成阻滞不全。

3.硬膜外导管被反流血液凝块堵塞是注药困难的常见原因。

4.硬膜外导管打折,误入椎间孔。

5.对于因导管而致的麻醉作用不全,最有效的就是重新穿刺和置管。

(十)骨管神经阻滞

1.骨管神经阻滞经散裂孔穿刺,将局麻药注于骨管以阻滞骨神经,也是硬膜外神经阻滞的一种方法,适应用直肠、肛门、会阴部手术。

2.定位方法先摸清尾骨尖,沿中线向头方向约 4cm 处(成人),可触及一凹陷,即骨裂孔,在孔的两旁可触及蚕豆大的骨隆起,为脆角。两骨角中点为穿刺点。

3.低管穿刺术可取侧卧位或俯卧位,于散裂孔中心做皮丘,将穿刺针垂直刺入皮肤,当刺到低尾韧带后,有阻力消失感,将针干向尾侧方向倾斜,与皮肤呈 30°～45°。顺势推进 2cm,即可达到骨管腔。注射器抽吸无脑脊液,注入空气无阻力,即可注入试验量。观察无蛛网膜下腔神经阻滞,分次注入其余药物。

4.常用局麻药同硬膜外神经阻滞用药,成人一般为 20ml。

5.并发症穿刺点损伤血管,可发生毒性反应。如穿刺过深,进入硬膜囊内,则药物误入蛛网膜下腔而发生全脊麻。

6.约 20% 正常人的骨管呈解剖异常,裂孔畸形或闭锁者占 10%。若发现有异常,不应选择骨管神经阻。